あの「売れ筋食品」には裏がある！

ホームライフ取材班〔編〕

青春新書
PLAYBOOKS

はじめに

〝おいしい〟商品表示のカラクリに迫る！

見るからに健康に良さそうだったり、いかにもワンランク上の商品っぽかったり、食品添加物を使っていないことをアピールしていたり……。スーパーの食品売場やコンビニの棚には、消費者の食指をそそる食品がたくさん並んでいます。

しかし、そうした「売れ筋食品」のなかには、実は隠された「裏の顔」や、消費者にはなかなか伝わらない「裏事情」がある場合が少なくありません。

たとえば、「カロリーゼロ」をうたう食品のカロリーは「ゼロ」ではないかもしれない。「カロリーハーフ」のマヨネーズは、「マヨネーズ」とは別ジャンル。日本の「チョコレート」はヨーロッパでは〝まがい物〟。多くの「国産アサリ」の故郷は中国。日本ではいまも、海外で禁止されている食品添加物を使い続けている……。

こうした「裏の顔」「裏事情」が、消費者に広く知られていないのはフェアではない――この考えから、本書をまとめました。買うか、買わないか、食品売場で決めるときの情報源となれば幸いです。あなたが健康で豊かな食生活を送れますように。

第1章　その「売り文句」には裏がある！

第2章 「ヘルシー食品」には裏がある！

第3章 「食品売場」には裏がある！

第4章 その「産地」には裏がある！

第5章 「こだわり食品」には裏がある！

第6章 その「安さ」には裏がある！

第7章 「おなじみ食品」には裏がある!

第8章 「食品表示」には裏がある！

第１章

その「売り文句」には裏がある！

「カロリーゼロ」「糖質ゼロ」

「減塩」「甘さ控えめ」…

こうした魅力的な「売り文句」は
素直に受け取ってもいいのでしょうか。

それとも、実は裏がある？

カロリーゼロ

カロリーゼロは、「ゼロ」カロリーじゃなかった!?

「カロリーゼロ」。ダイエット中の人にとって、なんという魅力的な訴えかけなのでしょうか。

スーパーで買い物をしているとき、そのようにうたった食品が目に入れば、思わず足が止まりそうです。しかし、すべての「カロリーゼロ」タイプをチェックしていたら、買い物はいつまでたっても終わりません。いま、売場にはこの類(たぐい)の食品があふれているのですから。

確かに、いままで食べたり飲んだりしていた食品を、カロリーゼロのタイプに変えれば、それだけでダイエットがかなり楽になるような気がします。

たとえば、1本200kcalの清涼飲料水を飲むのをやめて、同じブランドのカロリーゼロのタイプに変更。たったこれだけのことで、200kcalをまるごと減らすことができる……。こう思いたくなりますが、残念ながら、ちょっと違います。

食品に表示されている「カロリーゼロ」というのは、実は「ゼロカロリー」のことではないのです。食品表示法では次のように決められています。

食品100g、またはドリンク100mlに含まれているカロリーが「5kcal未満」であること。この範囲内に数値が収まっていれば、「カロリーゼロ」を名乗ることができるのです。極端な話、100g当たり4・9kcalのカロリー量があってもOK。「ノンカロリー」という表示についても、これと同じ基準になっています。

この取り決めを知らない消費者は、「ゼロ」をうたっている食品やドリンクは、当然「ゼロカロリー」だと思うはず。なぜ、「ゼロ」でなくても、「ゼロ」とPRできるのでしょうか?

5kcal程度なら、誤差の範囲内と考えてもいいでしょう……というのが国の考え方です。確かに、わずかな量ではありますが、もやもや感が残ってしまう人も多いのではないでしょうか。

カロリーオフ

〝オフ〟のドリンクなのに、ポテチ10枚分のカロリーが！

ダイエット中の人に人気の高い「カロリーゼロ」商品。ドリンク売場やビール売場、調味料コーナーなど、スーパーのさまざまな場所には「ゼロ」ではなく、「オフ」をうたい文句にする商品も並んでいます。

「カロリーゼロ」と「カロリーオフ」。言葉のイメージはよく似ていますが、同じような商品なのでしょうか？

実は、このふたつには明確な違いがあります。「カロリーオフ」と表示できるのは、食品100gに含まれている量が「40kcal以下」、ドリンクなら100mℓ当たり「20kcal以下」ということになっています。

「カロリーゼロ」の場合、いずれも「5kcal未満」まで抑えたものしか名乗れません。

一見同じように思えるダイエット食品や飲料も、「ゼロ」と「オフ」では、商品に含まれるカロリーはけっこう違うわけです。

「ゼロ」を売りものにした商品は、実際にはゼロカロリーでなくても、それほど気にすることはないでしょう。しかし、「オフ」をうたうダイエット食品、特にドリンク類には要注意です。

１００㎖当たり20㎉と聞くと、それほど高いカロリーだとは思わないかもしれません。しかし１００㎖とは、たったコップ半分程度の量です。

清涼飲料水やビールが好きな人は、もっとたくさん飲むことでしょう。たとえば、５００㎖入りのペットボトルや缶ビール類を飲めば、実際には１００㎉弱を摂取することになるかもしれません。

これはポテトチップスを10枚食べたのと、ほぼ同じカロリー。運動で消費しようとすれば、ウォーキングなら30～40分、ランニングなら15分前後行う必要があります。決して、無視できるカロリー量ではありません。「カロリーオフ」商品の飲み過ぎ、食べ過ぎは考えものです。

糖類ゼロ

糖質制限中の人は要注意。「糖類」と「糖質」では大違い！

近年、糖質制限によるダイエットが大はやりです。この流れに乗ったのが食品メーカーで、「糖類ゼロ」「糖質ゼロ」などを前面に打ち出す商品は増える一方。ドリンク、ビール、お菓子、調味料ほか、スーパーやコンビニのさまざまなコーナーにたくさん並んでいます。

こうした「糖類ゼロ」「糖質ゼロ」表示の商品は、いかにもダイエットに効きそうな気がして、購買意欲をそそられます。しかし、一見同じ意味のように思える「糖類ゼロ」「糖質ゼロ」には相当な違いがあります。

まず、「糖質」とはご飯やパン、めん類、イモ類、果物などの主な成分である炭水化物の一部です。ざっくりまとめると、「糖質＋食物繊維＝炭水化物」。炭水化物のなかで、食物繊維以外のものが糖質というわけです。

では、「糖類」とは何でしょう。「糖質」と同じような意味なのでは？と思う人が少なくないかもしれません。しかし、それは大きな間違い。糖質が炭水化物の一部であるように、糖類も糖質の一部にすぎないのです。

糖質は種類が多く、いくつかのグループに分類されます。そのなかでも、構造が最も単純な「単糖類」（ブドウ糖、果糖、ガラクトースなど）と、ふたつの単糖類がくっついた「二糖類」（砂糖、乳糖、麦芽糖、トレハロース、パラチノースなど）だけを糖類と呼んでいます。

糖質にはこれらのほかにも、「多糖類」（でんぷん、オリゴ糖、デキストリンなど）、「糖アルコール」（天然にも存在する甘味料）、「その他」（合成甘味料）があります。

つまり、「糖類ゼロ」の商品とは、「いっぱいある糖質のなかで、単糖類と二糖類だけを使っていない」ということなのです。「糖質ゼロ」と比べると、くくり方がはるかに狭いということを覚えておきましょう。

無添加

食品表示に「添加物」の記載がなくても、無添加ってわけじゃない！

食品添加物を気にする人は、買い求める前に食品表示欄を見て、使用の有無を必ずチェック。そして表示されていなければ、この商品は「無添加だから安心」だと思って購入することでしょう。でも、その判断、本当に正しいでしょうか？

実は、食品に食品添加物が使われていても、表示を免除されている場合があります。加工の際に添加するのではなく、使用する「原料」に食品添加物が含まれているケースです。

たとえば、安息香酸（あんそくこうさん）という保存料が使用された醤油を塗った醤油せんべい。これを検査すれば、安息香酸が検出される確率は高いでしょう。しかし、ごくわずかな量でしょうし、しかも、その安息香酸によって保存性が増すとは考えにくい。こういう理由から、表示する必要がないとされています。

かまぼこやちくわにも、多くの場合、実際に含まれているはずの食品添加物が表示されていません。これらの水産物加工品には、安価な「冷凍すり身」が使用されているのが通常です。この冷凍すり身には、増粘性や粘着性を増し、食味改良やＰＨ調整などを図るため、リン酸塩という食品添加物が加えられています。しかし、この冷凍すり身をかまぼこやちくわに使っても、リン酸塩について表示する義務はないのです。

このように、原料に含まれていても表示義務のない食品添加物は「キャリーオーバー」と呼ばれています。ほかにも乳化剤や香料入りのマーガリンを原料に使うスナック類など、適用されている加工食品は数えきれません。食品添加物を極力摂取したくない人にとっては、妙に納得のいかないルールでしょう。

実際に使っていても、その後の加工でほぼ消えると思われる「加工助剤」と呼ばれる食品添加物にも表示義務がありません。たとえば、カット野菜を次亜塩素酸ナトリウムの溶液で殺菌しても、その後、水で洗浄するという理由から、表示を免れています。このルールも、ちょっと引っかかる人がいるのではないでしょうか。

保存料無添加

「保存料」と表示する義務のない〝保存料〟を添加していることも

近年、健康志向の高まりによって、できれば食品添加物を避けたいと思う人が増えてきました。スーパーの食品売場でも「無添加」を名乗る食品が目立っています。しかし、なかには〝便乗商法〟的なものがあるので、注意が必要です。

最もよく知られる食品添加物は、保存料の「ソルビン酸」でしょう。発がん性が疑われているという見方もあり、イメージは良くありません。そこで、このソルビン酸を使わないで、「保存料無添加」を打ち出す加工食品が数多く登場しています。

本当の意味での保存料無添加なら、食品添加物嫌いの人も安心して買うことができます。しかし、実際にはソルビン酸を使っていないだけで、保存性を高めるために別の食品添加物を添加していることが少なくありません。

少し前、ソルビン酸の代わりによく使われていたのが、「グリシン」という食品添加物です。栄養強化剤と調味料の仲間ですが、実は食品の保存性を向上させる性質も持っています。しかし、食品表示には保存料と表示する必要はなく、ただ「グリシン」という物質名を記すだけでかまいません。

こうした食品添加物を「日持ち向上剤」と呼びます。表示しなくてもいいのは、保存料ほどの効力はないというのが理由です。しかし、実験によって、グリシンはソルビン酸に近い保存効果があることがわかっています。保存料と性質がほぼ同じなのに、表示義務がないというのはフェアではない、と思う人もいるでしょう。

最近はグリシンの代わりに、「ＰＨ調整剤」という食品添加物がよく使われています。これは防腐剤の一種ですが、やはり物質名を表示するだけでＯＫ。化学物質っぽいグリシンよりもさらに、名前から受けるイメージは良さそうです。

「合成着色料無添加」という表現もありますが、これにも気になる点があります。「天然着色料」はしっかり使用しているからです。このように、やたらに「無添加」を強調する商品は、買う前に食品表示欄をきちんとチェックするようにしましょう。

砂糖ゼロ

食品表示でわかる！砂糖を使ってなくても甘〜い秘密

最近、お菓子売場で異彩を放っているのが、パッケージに「砂糖ゼロ」と大きく表示されたもの。特にチョコレートをはじめ、昔から人気の高いお菓子類で、大手メーカーの商品に目立ちます。

甘さのもとである砂糖を使わずに製造すれば、とてもビターな味わいになりそう。しかし、販売されている商品はそうでもない様子です。これはいったい、どういうことなのでしょうか？

実は、これは「糖類ゼロ」が「糖質ゼロ」とイコールではない、というカラクリと同じ。「砂糖ゼロ」などをうたう商品には、お菓子の一般的な製造で大量に使われる砂糖はもちろん、ブドウ糖や果糖、甘味料として有名なトレハロースなど、ほかの糖類も使用されていません。食品表示上は、「砂糖不使用＝糖類不使用」なのです。

その代わりに使われているのが、「糖類」のグループには入らない甘い「糖質」。代表的なものをあげてみましょう。

ソルビトール、キシリトール、マルチトール、エリスリトール、ラクチトール、アスパルテーム、アセスルファムK、スクラロース、ネオテーム、サッカリン……。

スーパーやコンビニで、「糖類ゼロ」のチョコレートなどを手に取って、食品表示欄を見てみましょう。確かに、そこに「砂糖」の表示はないでしょうが、その代わりに、いまあげたような甘味料が必ず書かれているはずです。これらの甘味料のなかには、砂糖の何百倍、何千倍も甘いものもあります。

こうした甘味料が近年、よく使われるようになった大きな理由は、その多くが砂糖と比べてカロリーが低いこと。ダイエット系の商品にはうってつけなのです。しかし、なかには安全性が懸念されているものも含まれています。

「砂糖ゼロ」「糖類ゼロ」と同じ意味で、「無糖」「ノンシュガー」「シュガーレス」といったうたい文句も使われているので覚えておきましょう。

減塩・塩分控えめ

「減塩」「塩分控えめ」「うす塩味」って、塩分はどのくらい？

高血圧の大きな原因が、塩分の取り過ぎです。このため、スーパーの売場ではあちらでもこちらでも、「減塩」をアピールする加工食品があふれています。

そのうたい文句はさまざまです。「無塩」「減塩」「塩分控えめ」「塩味控えめ」「低塩」「低塩味」「うす塩」「うす塩味」「あさ塩」「あさ塩味」……。日本語の表現はじつに幅広い、と思わず感心してしまうほど。とはいえ、それぞれの表現の違いがわかりにくい、と思う人も多いのではないでしょうか。

最も塩分を含んでいないのは「無塩」。かといって、ゼロではありません。食品100g、またはドリンク100㎖に含まれているナトリウムが「5㎎未満」の場合、この表示が許されます。現実にはゼロでなくても、誤差の範囲内というわけです。

注意したいのは、「ナトリウムの量＝塩分量」ではないこと。食塩は塩化ナトリウムという物質で、ナトリウムそのものではありません。ナトリウムの数値を食塩量に換算するには、「ナトリウム（㎎）×２・５４÷１０００＝食塩（ｇ）」という式を使います。ざっくりと、「ナトリウム４００㎎≒食塩１ｇ」と覚えておくと便利です。

「無塩」の次に塩分量が少ないのは、「減塩」に代表されるグループ。ほかに「塩分控えめ」「低塩」「うす塩」「あさ塩」などがあり、塩分そのものが少ないことを表現しているものです。これらについては、食品１００ｇ、またはドリンク１００㎖に含まれているナトリウムが「１２０㎎以下」と決められています。

では、「塩味控えめ」「うす塩味」「あさ塩味」なども同じなのでしょうか。いいえ、これはまったく違う表示になります。たったひと言、「味」という言葉を加えるだけで、「栄養」ではなく「味覚」を表す表現だとみなされるのです。そのため、含んでいる食塩量とはまったく関係なく、食品メーカーが独自に使用することができます。

パッケージで「味」の付いた表現は、あくまでも食品メーカーの自己申告。買い物かごに入れる前に、必ず食品表示欄の塩分量をチェックするようにしましょう。

コラーゲン入り

コラーゲンを食べても、お肌はツルツルにならない？

肌をツルツル、スベスベにする効果がある「コラーゲン」。サプリメントとして数多く販売されていますが、最近は「コラーゲン入り」をうたう食品も増えてきました。ドリンク類やアルコール類、鍋スープ、カップスープ、肉加工品、雑穀米、お菓子など、コラーゲンたっぷりをアピールする食品は多種多様。女性が好むピンクや赤などの鮮やかな色のパッケージに包まれて、売場でなかなかの目立ちぶりです。

こうした食品を意識して食べると、いかにも肌がツルツルになりそうな気がします。しかし、科学的な面から考えると、その効果のほどはなんともいえません。

コラーゲンは繊維状の丈夫なたんぱく質。人体にあるたんぱく質の約30％を占めています。美容に対する効能がクローズアップされているのは、そのうちの約40％が皮膚に集中しているからです。コラーゲンは骨や軟骨にも多く存在し、ほかにも血管や内臓、骨など、人体の重要な部分を構成しています。

では、「コラーゲン入り」の食品の効果に疑問符が付くのはなぜでしょう？　その理由は、体内に入ったコラーゲンが、そのままの形で吸収されるわけではないから。肉や魚などのたんぱく質と同じように、小腸でいったんアミノ酸に分解されてから吸収されるのです。

吸収されたアミノ酸は、体内で再びたんぱく質に合成されます。しかし、それがコラーゲンに必ず戻るとは証明されていません。つまり、「コラーゲン入り」の食品を食べても、体内でコラーゲンが増えるかどうかはわからないのです。

コラーゲンを含むゼラチンを加水分解し、分子量をぐっと小さくした「コラーゲンペプチド」なら、そのまま吸収されやすいともいわれています。このペプチド入りの食品も見られますが、人体でどう働くのかは、これもまだ不明です。

ただ、コラーゲンやペプチド入りの食品をとると、体内でのコラーゲン作りの材料となるアミノ酸を補給できるのは確か。試してみる価値はあるかもしれません。

レモン1個分のビタミンC

「レモン1個分」は、実は6分の1個分の可能性が…

「ビタミンC」が豊富な食材と聞いて、すぐに頭に浮かぶのはレモンでしょう。そこで、食品メーカーが以前から多用しているのが、「レモン○個分のビタミンC」というキャッチフレーズ。なかでも、ドリンク売場のさわやか系清涼飲料水に多くみられ、ほかにもお菓子売場のガムやキャンディーなどに表示されています。

確かに、これは非常にわかりやすい表現です。「レモン12個分」「レモン120個分」などとアピールされると、これはすごい！と、日ごろ、野菜や果物不足の人は、ぜひ飲んだり食べたりしてみたいと、大いにそそられるかもしれません。

では、この「レモン1個分のビタミンC」とはどのくらいなのでしょうか？　食品の栄養成分を網羅(もうら)した「日本食品標準成分表」によると、レモン100g（全果）に含まれるビタミンCはちょうど100㎎です。レモン1個の目安重量は120g。換算すると、レモン1個のビタミンCは120㎎ということになります。

しかし、食品の表示でうたうレモン1個分のビタミンCの量は、この6分の1にすぎません。パッケージに表示された「レモン12個分」は、実際には「レモン2個分」、「レモン120個分」は「レモン20個分」ということになります。

なぜ、これほど違うのでしょうか？　表示の根拠は、農林水産省の「ビタミンC含有菓子の品質表示ガイドライン」。このなかで、レモン1個当たりのビタミンCは20㎎と決められていたのです。このガイドラインは2008年に廃止されましたが、食品業界ではいまもこの数値で表示しています。

実は、ガイドラインでいう「レモン1個分」とは「果汁」のこと。レモンの果実における果汁の割合は30％程度ですから、1個当たりの果汁は約36gになります。果汁に含まれるビタミンCは、100g当たり50㎎。なので、レモン1個分の果汁には約20㎎のビタミンCが含まれているという理屈です。食品売場で「レモン○個分」という表示を見つけたら、その数字を6で割るクセをつけたほうがいいかもしれません。

レタス1個分の食物繊維

レタスに含まれる食物繊維は、そんなに多くないという衝撃の事実

「レモン○個分」と同じタイプの表示の仕方に、「レタス○個分」というものがあります。このフレーズで表現したいのは食物繊維の量。クッキーやゼリー、スムージー、めん類、パウダー、シリアル……さまざまな売場の棚で、多彩な食品が「レタス○個分の～」と、食物繊維の多さをＰＲしています。

ビタミンＣが豊富なことをアピールするのに、レモンを使って表現するのは説得力があります。一般的に、酸っぱい味のレモンにはビタミンＣが多いというイメージがあり、実際、野菜や果物のなかでもかなり多い部類に入ります。

では、レタスはどうでしょうか？　シャキシャキした食感から、食物繊維が多そうだと思っている人は少なくないかもしれません。でも、野菜の栄養にちょっとくわし

い人なら、なぜレタスなの？と首をかしげるのではないでしょうか。

というのも、レタス１００g中に含まれる食物繊維は１・１gで、野菜のなかで決して多いほうではないからです。グリーンピースは１００g中７・７g、パセリは６・８g、ゴボウは５・７g、カボチャは２・８gと、ほとんどの野菜はレタスよりも食物繊維を多く含んでいます。レタスと同程度なのは、キュウリとトマトくらいです。

レタス１個は約３００gなので、１個分に含まれる食物繊維は３g余り。野菜料理をひと皿加えるだけで、これ以上の食物繊維を割合簡単に摂取できますし、ビタミンCやカロテン、鉄分といった他の栄養素もとることができます。

「レタス○個分」という表現には、もうひとつ問題があります。「レモン１個分のビタミンC」のような基準値が、レタスにはまったくないのです。このため、表示されている「レタス１個分の食物繊維」とされる量は、メーカーによってバラバラ。実際の量である３g余りよりも、ずっと少なく見積もっている商品も多く見られます。

食物繊維を加工食品からとりたい場合は、パッケージ表面のうたい文句を鵜呑み(うの)にしないで、裏面にある食品表示欄を確認してから買いましょう。

濃縮還元

味も栄養分もギュッと〝濃縮〟されている、と思っていたのに…

のどが乾いたとき、手軽に水分補給できて便利なドリンク類。ついでに栄養もとろうと、炭酸飲料などではなく、ヘルシーな野菜や果物100%のジュースを選ぶ人は多いでしょう。日ごろの食生活で不足しがちな野菜の栄養分を補おうと、1日1本、野菜ジュースを飲むのを習慣にしている人も少なくなさそうです。

スーパーはもちろん、コンビニや自動販売機などでも簡単に手に入る、野菜や果物のジュース。缶やパッケージをよく見れば、大半のものに「濃縮還元」と表示されています。これはただ絞ったジュースとどこが違うのでしょうか。ひょっとすると、味わいや栄養分もギュッと〝濃縮〟されている?

最も広く行われている濃縮還元法は、減圧した装置のなかに野菜や果物を入れて、低温で加熱するやり方。水分をじわじわ蒸発させ、6分の1程度にまで煮詰めます。こうしてできたペースト状のものを冷凍して輸送、保管。製品にする際は、取り除いた分の水を加えて、本来の濃度に戻します。

このようにすると、かさが少なくなるので輸送コストを抑えられ、冷凍なので保管しやすく、収穫時期が限定される野菜や果物を年中利用することもできる、といったようにメーカーとしてはいいことづくめです。

そのうえ味わいも変わらない……となれば最高なのですが、そうはうまくいきません。濃縮している間、香気成分が抜けていくので、香りが損なわれてしまうのです。このため、濃縮還元果汁には香料がたくさん添加されています。いかにもオレンジやリンゴ、ブドウっぽい香りがしても、それはさまざまな香料を組み合わせて、人工的に作られたものです。

栄養分については、丸のままの野菜や果物と比べると、ビタミンCや食物繊維などが少なくなっています。これは100％のストレートジュースも同じですが、こちらは香りがそのままなので、風味はより本物に近いといえます。

遺伝子組み換えでない

表示がなくても、〝組み換え作物〟が使われている身近な食品とは

「遺伝子組み換え」作物に抵抗のある人は多いでしょう。食べ続けた場合の安全性や、虫も食べないものを人間が食べてもいいのかという疑問、はっきりとわからないアレルギーの不安など、気になる点はいろいろあります。

絶対に口にしたくないので、買う前には必ず食品表示欄をチェックする。こういった人も少なからずいるはず。しかし、残念ながら、そうした慎重な人たちも間違いなく、遺伝子組み換え作物を日常的に口にしています。

日本で表示が義務付けられている遺伝子組み換え作物は、大豆（枝豆、モヤシを含む）、トウモロコシ、ジャガイモ、菜種、綿実（めんじつ）、アルファルファ、テンサイ、パパイヤ。これら8種類の作物については、使用した加工食品にも表示しなければいけません。

では、食品表示欄を見ればいいのでは？と思うかもしれません。確かに、使用の有無は、「遺伝子組み換え」「遺伝子組み換えでない」といった具合にはっきり表示されます。しかし、実はほかに抜け道がふたつあるため、表示をチェックするだけでは完全に避けることはできないのです。

まず、加工食品のなかには、表示が免除されるものがあります。大豆から作る醤油、大豆油・コーン油・菜種油といった食用油、でんぷんを加工した水飴やデキストリン、異性化糖、コーンフレーク、ビールやウイスキーなどの酒類です。日ごろから口にするものが多いことに驚かされます。表示が必要ないのは、遺伝子組み換え作物でこれらの加工食品を作った場合、いまの技術では検出が不可能、というのが理由です。

もうひとつ、使われている量が原材料のなかで４番目以下、もしくは重量の５％以下の場合も表示が免除されます。主原料でないものには目をつぶり、製造や流通の過程で多少混入しても大目に見よう、というわけです。

原料がすべて国産のものだけを買えば、遺伝子組み換え作物を避けることはできます。しかし、商品のバリエーションが限られ、現実問題としてかなり難しそうです。

機能性表示食品

トクホや栄養機能食品とは、どこがどう違う？

「おなかの調子を整えます」「脂肪の吸収をおだやかにします」「内臓の脂肪を減らします」「中性脂肪が気になる人へ」といった食品の機能をパッケージに表示した食品が増えています。健康や美容を気にする人は、スーパーの食品売場やコンビニで見かけて、思わず手に取ったことがあるのではないでしょうか。

こういった食品を「機能性表示食品」といいます。新しい「健康食品」の仲間で、2015年4月に誕生しました。「あれ？　トクホとはどう違うの？」と思う人がいるかもしれません。以前から、健康に対する効能をアピールできる食品として、「特定保健用食品（トクホ）」と「栄養機能食品」があるからです。

「トクホ」とは、食品の持つ効果や安全性を国が審査し、許可が下りた健康食品のことで、「コレステロールの吸収を抑える」といった明確な表示が許されます。一方、「栄養機能食品」とは、科学的根拠のある栄養成分を一定量含む食品。国の審査が必要ない代わりに、効能をうたう自由な表現はできず、「カルシウムは骨や歯の形成に必要な栄養素です」といった、国が定めた抑え気味の表示の仕方に限られます。

「機能性表示食品」は、トクホと栄養機能食品のちょうど中間に当たる性質のもの。科学的根拠を示す研究論文などを添えて、消費者庁に届け出れば、国の審査なしに健康効果を表示できることになっています。

ただし、「予防」「治療」といった言葉は使えず、予防や治療の効果を暗示するような表現もできません。つまり、トクホほどの明確な表示はできないものの、それよりも数段低いハードルで、健康効果をうたうことができるわけです。

以前からある商品を、新たに機能性表示食品として売り出したところ、売り上げが10倍以上に激増したものもあるといいます。ただ、訴求力の強い新タイプの健康食品ですが、国の〝お墨付き〟があるわけではありません。有効な成分がほかの類似商品よりも本当に多いのかなど、買う前にしっかりチェックしたほうがいいでしょう。

鮮魚

解凍した魚も「鮮魚」で問題ナシ！その納得しづらい理屈

レストランのメニューに「本日の鮮魚のムニエル」とあるのを見ると、鮮度の良いピチピチの魚を使っているんだな、おいしそうだな、と思うことでしょう。少なくとも、単に「本日の魚のムニエル」とあっさり書かれているよりも、ずっと食指をそそられるはずです。

これに対して、メニューに「本日の解凍魚のムニエル」とあったら？　ちょっと注文する気にはなれないかもしれません。なぜ、レストランに来て、わざわざ解凍魚を食べなければいけないんだと……。

では、「鮮魚のムニエル」の食材に、解凍した魚を使っていたらどうでしょう？　腹が立って、店にクレームをつける人がいるかもしれません。しかし、このケースは偽装ではなく、法的にいえば店にはなんの落ち度もないのです。

消費者庁の見解によると、メニューに「鮮魚」とあった場合、客はそれを見て、料理に使用される魚が新鮮だと認識すると考えられる。よって、解凍した魚を「鮮魚」と表示して使ってもかまわない、としています。

解凍しても、その魚が鮮度を保持していれば、「鮮魚」とうたってもOKということです。「鮮魚」という言葉から受ける一般的なイメージからすると、この考え方はかなりズレていそうです。生の魚よりも冷凍魚のほうが安く仕入れられるでしょうから、店にとってはうれしいお墨付きです。

しかし、店もこれ以上調子に乗ってはいけません。「鮮魚」の表示に加えて、「港で獲れたてを仕入れた」「今朝、市場で買い付けたばかり」といったように、魚の新鮮さを言葉でさらに強調した場合、「偽装」ということになります。まあ、これは当然のことでしょう。

今度、「鮮魚の○○○○」というメニューを見つけたら、「これは生ですか、解凍魚ですか？」と尋ねて、その店の食材に対する姿勢を問うてみてはどうでしょう。

活魚

「活魚」の多くは天然ものじゃない！しかもおいしいとも限らない…

料亭や海鮮料理店、大規模なスーパーなどでは、大きな生け簀(いけす)や水槽を構えて、魚を泳がせているところがあります。そういった魚が「活魚」。文字通り、活きている魚のことです。

水槽を泳いでいる魚はマダイやヒラメ、シマアジなどの高級魚が主。活きが良いというイメージから、活魚は天然ものが多いと思っている人がいるかもしれません。

しかし、天然の魚を活きたまま扱うのは大変です。定置網などで捕獲された場合、魚同士が激しくこすれ合うことによって、かなり傷付いています。その後、魚が弱らないように注意しながら水揚げし、それを即座に活魚槽のある大型トラックに移さなければいけません。こうした一連の作業は、なかなか難しいものです。

このため、活魚として扱われるものの多くは養殖もの。天然魚に比べるとずっと管理しやすく、活魚槽に移す作業などを手早くできるのです。

天然ものではないとはいえ、活きている魚をさばき、すぐに味わえるのですから、活魚の刺身ほど新鮮なものはありません。けれども、だから最高においしいかというと、ちょっと疑問符が付きます。

活魚の刺身は、スーパーで買うものとは比べものにならないほど、身が締まっているでしょう。でも、刺身ならではのうま味という点では、ちょっと物足りなさを感じるかもしれません。

というのも、うま味の成分であるイノシン酸は、魚が死んでから時間がたつにつれて増えていきます。締めたばかりの活魚には、ほとんど含まれていないのです。

しかも、輸送トラックや店の生け簀などで数日過ごすことにより、味そのものが落ちていることでしょう。本当に魚が好きな人によると、活きた魚を「活け〆」し、1日ほど置いたものが一番おいしいとか。活魚にしかない新鮮さは魅力ですが、「天然ものが多い」「味も最高」といった誤ったイメージは捨てたほうがいいでしょう。

甘さ控えめ

どのくらい控えめ？「控えめ」に隠された、驚きの真相

ダイエット中の女性や、健康のために体重管理をしている人に、食品メーカーは多彩なうたい文句を投げかけてきます。

カロリー関係なら、「カロリーゼロ」「カロリーオフ」。糖質制限に関連するものなら、「糖類ゼロ」「砂糖ゼロ」「ノンシュガー」「シュガーレス」。ほかにも「無脂肪」「低脂肪」など、食品売場には魅力的な言葉があふれています。

こうした表示には、きちんとした規定があります。「カロリーゼロ」なら、食品100g当たり「5kcal未満」といった具合です。しかし、似た表現でありながら、片方には取り決めはまったくなく、一方には基準がしっかり定められているものもあります。

たとえば、お菓子などの売場で、「甘さ控えめ」という訴え方をしている商品を見たことはないでしょうか。ダイエットが気になる人や、甘過ぎるお菓子を好まない人に対して、アピール力の高い表現です。

しかし、このうたい文句には、〝縛り〟がまったくありません。味覚についての表現であって、栄養上のものではないため数値化ができない……こういう考え方によって、メーカーの自由な表現が許されているのです。

甘さに関しては、ほかにも「甘さすっきり」「ほど良い甘さ」「さっぱりした甘さ」といったような訴え方も可能です。確かに、いずれも味覚上の表現であり、糖類の量がどれほどなのか、数値化して示すことはできません。

一方、これが「甘さ控えめ」ではなく、「糖分控えめ」になると、栄養表示上の表現ということになります。基準は「微糖」「低糖」と同じで、食品１００g当たり、糖類「５g以下」でなければいけません。

「甘さ控えめ」のような味覚上の表現をしている商品は、そのうたい文句を鵜呑みにせず、買う前に食品表示欄をチェック。類似商品の糖分と比較してから買いましょう。

微糖・低糖

「微糖」と「低糖」は、どっちが甘くない？　どっちがヘルシー？

缶コーヒーの糖分少なめタイプには、「微糖」や「低糖」があります。このふたつ、いったいどっちが甘くないのか……と買う際に迷ったことはありませんか？

食品表示法の取り決めからいえば、実はどちらも同じ。ドリンクなら100㎖に含まれる糖類が「2・5g以下」、食品なら100g当たり「5g以下」の場合、「微糖」「低糖」と表示できることになっています。この定められた範囲内で、メーカーは糖類の量を決めるわけです。このため、各社によって甘さの加減はさまざまです。

知っておきたいのは、「微糖」「低糖」タイプの〝甘さのもと〟。通常は砂糖を加えるのに対して、アセスルファムKなどの甘みの強い甘味料を添加しているのです。この点も考慮して、何を買うのかを決めるのがいいでしょう。

第２章

「ヘルシー食品」には裏がある！

「ヘルシー」さを強調する商品は、
最近、増え続ける一方です。
しかし、健康のためにと、
食べたり飲んだりしていたものに、
“裏の顔”があるとしたら…。

糖質ゼロのビール類

太らないために飲んでいたのに、かえって太ってしまうことも…

近ごろのビール売場は、「糖質オフ」「糖質ゼロ」といった、〝ビール腹〟が気になる人が思わず足を止めたくなる表示にあふれています。では、こうした「ゼロ」や「オフ」タイプのビール類なら、いくら飲んでも太らないのでしょうか？

ビールや発泡酒に含まれる糖質は、100㎖当たり3g〜3・5g程度で、実はそれほど多くありません。350㎖の缶ビール類1本なら、摂取する糖質は10g余り。これをカロリーに換算すると、40㎉余りになります。

この数字から考えると、日ごろ飲んでいるビール類を「糖質ゼロ」タイプに変えただけでは、驚くほどのダイエット効果は得られないと思われます。よりカロリーの高い「糖質オフ」タイプなら、なおさらでしょう。

さらに、ビール類にはアルコールが含まれていることを忘れてはいけません。アルコールのカロリーは1g当たり約7kcalと、脂肪の1g当たり約9kcalに近い熱量を持っています。ただし、問題なのはこのカロリーではありません。

普通の食べ物や飲み物とは違って、アルコールは胃と腸の上部で吸収されたのち、肝臓で分解されてしまいます。このため、高い熱量を持っていても、からだに脂肪として蓄えられるわけではないので、肥満の直接的な原因にはなりません。

見過ごせないのは、アルコールが分解される過程で起こることです。ビール類をはじめ、いろいろな酒類を飲んだときには、肝臓がアルコールの分解を優先し、からだから消し去ろうとします。この働きによって、食べ物に含まれる脂肪の分解が後回しになり、中性脂肪がたまりやすくなります。加えて、アルコール自体からも中性脂肪は合成されてしまうのです。

肝臓にたまった中性脂肪は、やがて脂肪細胞に運ばれます。その結果、脂肪細胞が大きくなって、体重が増えてしまうという仕組みです。ビール類からくる肥満を避けるためには、「糖質ゼロ」に変えることよりも、飲み過ぎないのが一番でしょう。

プリン体ゼロのビール類

痛風予防にそれほど効果なく、しかも添加物が多い…というガッカリな事実

はじめて買い物をするスーパーでは、お気に入りのビールや発泡酒を探すのに、ちょっと手間取ってしまいます。いまのビール売場には、ひと昔前とは比べものにならないほど、ものすごい種類の商品が並んでいるからです。特に、値段が安めの発泡酒や新ジャンルには、年々、新たなタイプが加わっています。そうしたなか、健康に気をつかう人たちに注目されているのが、「プリン体ゼロ」の発泡酒です。

プリン体とは「痛風」を引き起こす原因になる成分で、とり過ぎは良くないといわれています。これを含んでいるのがビールや発泡酒。そこで、「痛風予防」を新たな切り口に、プリン体を「ゼロ」にした商品が開発されたわけです。

痛風を発症したら、ビールはなるべく控えるべきだとされています。ということは、

毎日飲むものを「プリン体ゼロ」に変えれば、痛風予防の効果がありそう……こう思う人も多いのではないでしょうか。しかし、実はそれほど効果はありません。

プリン体というのは、うま味成分の一種。ビールや発泡酒には、麦芽由来のプリン体が含まれています。アルコール類のなかでは多いのは事実で、いつしか、ビール類の飲み過ぎが痛風を招くようなイメージができあがりました。

ところが、プリン体は肉や魚介類のほうにずっと多く含まれています。350㎖入りの缶ビール1本中のプリン体は10～30㎎程度ですが、100gの鶏モモ肉なら123㎎、同じく鶏レバーには312㎎、カツオには211㎎と、ひとケタ違うのです。豆や野菜、穀類に含まれるプリン体もビール類以上。このため、ビール類を「プリン体ゼロ」に変えるだけでは、痛風予防の効果はあまり期待できません。

痛風予防ではなく、味が良いから飲む、という人もいるでしょう。しかし、プリン体はうま味成分。これを取り除けば、味は格段に落ちてしまいます。そこで、香料や酸味料ほか、数多くの食品添加物を加えて味を調整しているのです。今度、缶を手に取って、食品表示欄を見てください。ほかのビール類との違いに驚くことでしょう。

コレステロールゼロの植物油

この表示は無意味！植物性の油は、もともとコレステロールは「ゼロ」

最近、スーパーの食用油売場でよく見かけるのが、「コレステロールゼロ」をアピールするタイプ。キャノーラ油、ゴマ油、コーン油、グレープシードオイル……さまざまな種類の油の容器に「ゼロ」の文字が踊っています。

年1回の健康診断で、ＬＤＬコレステロール（悪玉コレステロール）の数値に一喜一憂している人は多いはず。生活習慣病が気になる人は、こうした「コレステロールゼロ」の表示に目が釘付けになるかもしれません。

確かに、血中にコレステロールが多いと、血管の内壁にへばりつきやすく、動脈硬化につながってしまいます。その先に待ち構えているのは、心筋梗塞（こうそく）や脳梗塞、脳卒中……。このメカニズムを考えると、日ごろからコレステロールの摂取をできるだけ避けたい、と思うのも当然です。

油は炒め物や揚げ物、ドレッシングなどで、毎日のように摂取する食品。コレステロールを含まないタイプに換えたら、生活習慣病予防に大きな効果がありそうな気がします。しかし、「コレステロールゼロ」と表示されているもののなかから、わざわざ選ぶのはまったくの無駄です。

コレステロールは動物性の脂に多く含まれている物質。植物性の油にはもともと、ほとんど含まれていないのです。「ゼロ」と表示されていなくても、実際にはゼロの商品が大半。微量に含んでいるものも、取り決め上、「ゼロ」の表示が許される「100㎖当たり5g以下」でしかありません。

植物油の「コレステロールゼロ」とは、食品メーカーが消費者にアピールするために表示しているだけのもの。いうならば、「砂糖ゼロのこんにゃく」「油脂ゼロの豆腐」といった類(たぐい)です。

コレステロールが本当に気になるのなら、そんな表示は無視して、LDLコレステロールを下げる効果のあるシソ油やエゴマ油、亜麻仁(あまに)油を選ぶのがいいでしょう。

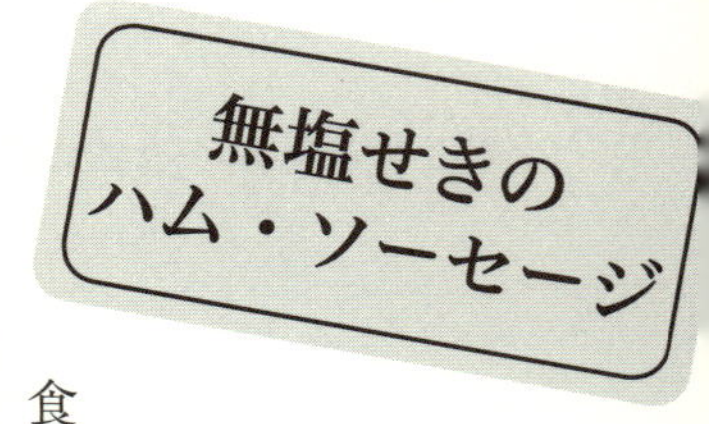

無塩せきは無添加にあらず！あくまでも発色剤を使っていないだけ

食の安全に気をつかうスーパーでは、ハムやソーセージ売場の一角に「無塩せき」商品のコーナーを設けているところがあります。通常の商品と比べて、価格設定はやや高めですが、食品添加物をできるだけ避けたい人に好評で、特に子どもがいる家庭に人気があります。

「塩せき」とはハムやソーセージを製造する際、原料の肉を漬け込んで味付けする工程のことを指します。多くの場合、食塩や香辛料に加えて、発色剤やリン酸塩、調味料（アミノ酸）などの食品添加物も使用されます。

無塩せきとは、この塩せき工程を省略したもの……ではありません。無塩せきとは、発色剤を使わないで漬け込むことをいいます。

通常、塩せきの際に発色剤として使われるのは亜硝酸塩(あしょうさんえん)。この食品添加物の効果は絶大で、長らく肉の加工品には欠かせない食品添加物とされてきました。

肉の中にはヘモグロビンなどの赤い色素が存在しますが、これらはやがて酸化します。そうなると、肉の色が褐色に変化し、あまりおいしそうには見えません。しかし、亜硝酸塩を使うだけで、赤い色素をより鮮やかな色に保つことができるのです。

しかも、食中毒を起こすボツリヌス菌の繁殖や肉の臭味(しゅうみ)を抑えるといった特性もあります。こうしたメリットの多い亜硝酸塩ですが、一方で発がん性が懸念されることもあり、無塩せきの動きが生じました。

一般的なハムやソーセージと比べて、無塩せきの商品はくすんだ色をしています。とはいえ、さほど気になる違いではありません。

ただし、ひとつ覚えておきたいのは、「無塩せき＝無添加」ではないことです。無塩せきはあくまでも発色剤を使わない製造方法のこと。ほかにリン酸塩などの食品添加物を使用していても、無塩せきを名乗ることができます。気になるようなら、購入前に裏面の表示をチェックするようにしましょう。

無着色明太子

無着色でもおいしそうに見えるのは、発色剤を添加しているから…

博多名物の「明太子」。製造メーカーは数多くあり、現地の土産物店はもちろん、全国各地のスーパーの食品売場でも簡単に手に入ります。この明太子のなかでも、食品添加物を気にする人の目を引くのが「無着色明太子」。色がどぎつくないし、ほかの明太子と比べてヘルシーっぽいと、選ぶ人は少なくないかもしれません。

ところで、明太子とはどういった食品なのでしょうか。元々、明太子は九州と海を挟んだ朝鮮半島で広まった食文化。キムチなどと同じように、唐辛子の辛さと風味を前面に出した加工食品です。昭和初期に日本に輸入されるようになり、特に福岡県で好まれるようになりました。

戦後になって、調味液に浸け込む手法を開発。以来、福岡市を中心に、独自の加工食品として製造されてきました。こうした歴史のなかで、明太子作りに欠かせなくなったのが食品添加物です。一般的な商品には食塩や香辛料などのほか、鮮やかな色に変える亜硝酸塩などの発色剤、赤い色に染める着色料、劣化を防ぐ酸化防止剤ほか、さまざまな食品添加物が使われています。

実は、無着色明太子とはこうした食品添加物のうち、着色料のみを使っていない商品のこと。ほかの複数の食品添加物は変わらず使用しているので、ちょっとまぎらわしいアピールといっていいでしょう。

無着色にすると、あの真っ赤な色にはなりません。しかし、発色剤を使えば、それなりに鮮やかな色合いを出すことができます。一般的な明太子の隣に並ぶと、マジメな製法で作られた商品に見えることでしょう。けれども、これは巧妙なトリック。食品添加物が作り出した色には違いないのです。

無着色ではなく、「無添加」を銘打った明太子も販売されています。こちらは発色剤を使わないので、かなりくすんだ色なのが特徴です。食品添加物を避けたい人は、ネット通販で探すのがいいかもしれません。

減塩タイプの梅干し

マイルドな味の梅干しの多くが、添加物で味付けをしている

「梅干し」は酸っぱくて、塩辛いのが特徴です。しかし、スーパーの売場に並んでいるものの大多数は、それほど酸っぱくも塩辛くもありません。とてもマイルドな味わいで、昔ながらの梅干しと比べると、ぐっと食べやすくなっています。

こうした酸味も塩味も抑えた梅干しは、実は「梅干し」とは名乗れません。今度、売場で容器をいくつか手に取り、裏に貼ってある食品表示欄を見てください。ほとんどの場合、そこには「調味梅干し」と書かれているはずです。

梅干しは元来、保存食。塩分が薄ければ、カビが生えやすくなって保存が利きません。そこで、漬けるときには梅の量の20％ほども塩を加えます。原料は梅と塩、それにシソと、いたってシンプル。これが昔ながらの本物の「梅干し」です。

しかし、減塩が叫ばれる今日このごろ。梅干しに限らず、塩ザケでもなんでも、塩辛いものは人気がありません。そこで、梅干し業界の主流となったのが、調味梅干しというアレンジ食品です。

調味梅干しはいったん通常の方法で梅を漬け、天日干ししたのち、水に浸けて塩抜きをします。こうすれば、食べても塩辛くはありません。ただし、それほどおいしくもありません。塩といっしょに、酸っぱさのもととなる成分などが抜けて、梅干しならではの味わいが消えてしまうのです。

そこで、多くの場合、食品添加物で味付けをします。最も大事な酸っぱさを補うのは酸味料。甘みはもちろん、さまざまな甘味料を加えて調整します。色落ちを防ぐには酸化防止剤。うま味を足したい場合、おなじみの調味料(アミノ酸など)が活躍します。鮮やかな色を加えるには、タール色素などの着色料を添加するのが手軽です。

少数派ではありますが、「調味梅干し」のなかにも食品添加物ではなく、昆布や酢、砂糖などで味付けをしたものがあります。普通の「梅干し」が塩辛くて苦手な人は、食品表示欄を見て、より自然な味付けのものを探すのがおすすめです。

キシリトール入りガム

虫歯の原因にはならないけれど、予防効果は期待薄？

ガム好きは虫歯になりやすい。この〝常識〟を変えたのが、近年、甘味料として有名になったキシリトールです。スーパーやコンビニのガム売場では、いまやキシリトール入りが主流。ガム業界のイメージアップに果たした影響も大きいでしょう。

キシリトールは「糖アルコール」といわれるタイプの糖質。砂糖よりも若干低カロリーで、甘さは同じくらいです。自然界ではイチゴやプラム、カリフラワー、ナスなどの果物や野菜にも含まれています。ただし、甘味料として使われるものは、シラカバやカシ、トウモロコシの芯などを原料に、化学的な処理で作られたものです。

キシリトールの最大の特徴は、十分な甘さがある一方、虫歯の原因にはならないことです。歯に砂糖や炭水化物がくっつき、これを虫歯菌が食べるときに酸が発生し、歯の表面が溶けてしまうのが虫歯。しかし、キシリトールは虫歯菌のエサにならないので、虫歯にはなりません。

ほかの「糖アルコール」の仲間も、虫歯の原因にならないのは同じです。ただし、キシリトールは虫歯菌の増殖も防ぐことがわかっており、虫歯の予防に役立つという説もあります。

とはいえ、キシリトール入りのガムによって虫歯を予防するのは大変です。90%以上配合したガムを、1日7回前後、決められた時間以上噛むことなどが求められます。現実問題として、日常に取り入れるのはハードルが高いのではないでしょうか。

逆に怖いのは、キシリトール入りのガムを噛んでいるから、歯が丈夫になって虫歯にならない、と考えてしまうことです。それで歯磨きがおろそかになっては本末転倒。予防のためではなく、普通のガムよりは虫歯になりにくい、といった程度に考えておくのがいいでしょう。

なお、キシリトールなどの糖アルコールを多く摂取すると、おなかがゆるくなってしまうことがあります。食べ過ぎには注意しましょう。

果汁入り飲料

果汁が10%入っていればOK? 気になる「果汁100%」との違いとは

果汁入りから炭酸飲料、スポーツ飲料、乳飲料まで、バラエティー豊かな商品が並ぶドリンク売場。多彩な品ぞろえのなか、「ジュース」に分類されるのはどういったタイプ? 果汁入りはすべて「ジュース」と呼んでいいのでしょうか?

実際には、果汁を使ったドリンク類は厳密に分けられています。それも、分類上の名称だけではなく、添加物の内容、缶やボトルに使用できる図柄についてまで、しっかり決められているのです。

決め手となるのは、使用されている果汁の割合。数ある果汁入りドリンクのなかでも、「ジュース」と呼べるのは、果汁や野菜汁が100%使用のものに限ります。ストレート果汁か、濃縮還元かは問われません。

砂糖やハチミツなどを加えてもかまいませんが、重量割合で5％が上限。使用できる添加物は、香料などのわずかなものに限られます。缶やボトルのデザインについては、禁止されている図柄はありません。みずみずしい果実の断面の写真をあしらうなど、新鮮なイメージを前面に出すことが許されます。

一方、果汁が入っていても、「ジュース」には分類されないドリンク類があります。それが「果汁入り飲料」。果汁の割合が10％以上、１００％未満のものをこう呼びます。使える添加物もぐっと増えて、酸味料や着色料、酸化防止剤、甘味料、保存料などの使用が許可されています。本物に近い果汁ではないことから、缶やボトルに果汁のしずくや果実のスライスなどのイラストを使うことはできません。

さらに果汁が10％未満になると、ただの「清涼飲料水」の扱いになります。果実名を商品に付けることも、果実のイラストを缶やボトルに使うことも許されません。

これら果汁入りのドリンクのなかでも、やはりおすすめなのは、栄養があって、添加物の少ない「ジュース」タイプ。ただ、食物繊維を含んでいないことから、果糖が早く吸収されて、脂肪を蓄えやすくなるので、飲み過ぎには注意しましょう。

野菜ジュース

「無添加」のものなら問題ナシ。でも、なかには食塩を添加したものも

野菜ジュースはヘルシーで、とても好きなんだけど、塩分や糖分が気になる……。こんな声がしばしば聞かれます。

確かに、「無添加」をうたっている野菜ジュースでも、栄養成分の表示欄には「ナトリウム」や「糖質」の数値がはっきり記されています。もしや、食塩や砂糖を混ぜているのに、「無添加」と表示しているのでしょうか？　いや、これほどの大胆な〝偽装〟は、いまどき、どのメーカーもやらないでしょう。

表示されているナトリウムとは、塩分そのもののことではありません。実は、ナトリウムは野菜そのものにも少し含まれています。栄養表示欄に書かれている量は、この野菜由来のものなのです。

とはいえ、その塩分量はわずか。加えて、野菜ジュースにはナトリウムの排出を促すカリウムも含まれています。なによりも、野菜に含まれている塩分が心配なら、野菜そのものも制限する必要がありますが、もちろん、そんなことはありません。

要注意なのは、飲みやすくするために食塩を添加した野菜ジュースです。なかには、1缶に2g以上含まれている商品もあります。この塩分量は、醤油大さじ1ほどにも相当します。

医師から塩分の制限を指示されている場合、野菜ジュースを買う際には、栄養成分の表示欄を必ず確認するようにしましょう。健康にいいからと、塩分添加ジュースを1日に何本も飲んでいれば、逆効果になりかねません。

野菜ジュースには塩分だけではなく、糖質も含まれています。この糖質も野菜そのものが持っている成分。糖質には砂糖(ショ糖)のほかにも、ブドウ糖や果糖、イモ類に含まれるでんぷんなどがあり、これらの成分がジュースに溶け込んでいるのです。

最近、糖質は毛嫌いされる風潮にありますが、ナトリウムと同様、たいした量ではないので、気にすることはありません。

カロリーゼロのスポーツドリンク

運動のためのエネルギー源としても、水分の素早い吸収も期待できず…

運動時にはスポーツドリンクが欠かせない、というのはスポーツ好きの人にとって、もはや常識のようなもの。猛暑が恒例となった近年は、スポーツをしない人の間でも人気が高まってきました。

単なる水やジュースとは違って、汗とともに失われた水分とミネラルを素早く補給できるスポーツドリンク。最近、スーパーやコンビニのドリンクコーナーには、以前にはなかったタイプのものが並ぶようになっています。「カロリーゼロ」「カロリーオフ」「糖質ゼロ」などをうたうスポーツドリンクです。

水分やミネラルの補給に加えて、ダイエット効果もあるのなら、一石二鳥なのですが……。なかなか、そうはうまくいきません。

これらのダイエット系スポーツドリンクは、ほかの「カロリーゼロ」商品と同様、砂糖の代わりに低カロリーの人工甘味料が使われています。このため、単純に摂取カロリーという面から見ると、ダイエットに効果がないとはいえません。

しかし、スポーツドリンクの本来の目的は、運動によって不足した水分やミネラル、エネルギー源となる糖質などを補給することです。この観点から見れば、望まれる効果を得るのは難しい、といっていいでしょう。

通常のスポーツドリンクには、糖質がかなり多く含まれています。これが吸収されて、運動のためのエネルギー源になるわけです。しかし、低カロリーの人工甘味料では、この役割を果たすことができません。

さらに、スポーツドリンクの特性である水分の素早い吸収も、「カロリーゼロ」タイプには期待できないでしょう。ナトリウムとともにブドウ糖があれば、水分を速やかに吸収しますが、人工甘味料で甘さを出したタイプにはこの働きがありません。

スポーツドリンクとして飲むのであれば、やはり、運動時に有効なもののほうがいいのではないでしょうか。

カロリーハーフのマヨネーズ

ハーフでも〝おいしい〟のは、普通のマヨでは使えない添加物のおかげ

スーパーのマヨネーズコーナーは近ごろ、「カロリーハーフ」タイプの花盛り。ダイエットしたい人の人気を集めています。しかし、この「ハーフ」タイプは、本当は「マヨネーズ」ではありません。そう名乗れるのは、卵黄または全卵、植物油脂、醸造酢または柑橘類の果汁を使い、油脂の割合が65%以上のもののみ。食品添加物は調味料（アミノ酸など）と香辛料抽出物以外、使ってはいけない決まりになっています。

「ハーフ」タイプの分類は「サラダクリーミードレッシング」。油脂の割合は10%以上50%未満で、水分が85%まであってもOKです。さまざまな食品添加物の使用も可。水増しした分、食感や味を調整するため、乳化剤や酸味料、増粘剤など、たくさんの食品添加物が使われています。さて、次にあなたが買うのは……。

第３章

「食品売場」には裏がある！

毎日の買い物で利用する
スーパーの食品売場。
こんなによく行くところに、
消費者の知らない秘密が
たくさん隠されています。

刺身盛り合わせ

明確な表示規定がある「刺身」に対して、〝盛り合わせ〟には…

スーパーの鮮魚売場には、さまざまな種類の刺身が並んでいます。買う際には、どういったところをチェックしますか？

大きな判断基準は「天然」か「養殖」、「生」か「解凍」といったところでしょう。最上級は「天然の生」で、ランク的に一番低いのが「養殖の解凍」。そのうえで、目利きに自信がある人なら、色が鮮やかでツヤのあるものを選び、血合いが酸化して変色しているものは手に取らないのでは？

基本的に、こうした基準で刺身選びをするのは正解。食品表示の基準で、刺身をはじめとする水産物全般について、養殖ものには「養殖」、解凍ものには「解凍」と表示することが義務付けられています。まず、ここをチェックしましょう。

なお、マグロの「蓄養」はエサを与えて太らせるので、「養殖」の部類に入ります。アサリの一時的な放流も蓄養と呼ばれますが、エサを与えないので養殖には該当しません。アオノリやアオサノリ、モズク、海ブドウなどの海藻類も養殖ですが、これらも自然に生育するため、表示の必要はありません。

一方、「養殖」「解凍」に対して、「天然」「生」は義務表示ではありません。表示したければどうぞご勝手に、という扱いなのですが、アピールすれば商品価値が確実にアップします。このため、多くのスーパーでも表示していることでしょう。

刺身には基本的に、このように明確な規定があるのですが、まったく参考にならない場合もあります。それは「刺身盛り合わせ」。単品ではなく、数種類を組み合わせれば、その時点で「加工食品」の扱いになってしまうからです。

実は、加工食品には「養殖」「解凍」の表示義務はありません。このため、パックに表示がないからといって、天然や生とは限らないのです。食品添加物が使われている可能性もありますが、その場合は表示義務があります。ただ、目立たない裏側にひっそり貼られることが多いようです。単品よりも慎重に選んだほうがいいでしょう。

イカそうめん

なんと「生鮮食品」ではなく、添加物を加えた「加工食品」だった！

イカを細く切り、醤油やタレをつけて、そうめんのようにツルツルと食べる「イカそうめん」。函館の名物として知られていますが、全国のスーパーの海産物売場で、刺身などと並んで、なにも違和感なく販売されています。

このイカそうめんとは何か？　多くの人は、イカをただ切っているだけで、「イカ刺し」と同じようなものだと思っているのではないでしょうか。しかし、イカそうめんの分類は「加工食品」。「生鮮食品」であるイカ刺しとは違って、さまざまな食品添加物を加えることが許されているのです。

いや、そんなことはない、と思う人がいるかもしれません。近所のスーパーで売っているパックには、「イカそうめん」という表示しかないよ、と。そうした場合、次にイカそうめんを食品売場で見かけた際、パックの裏側を見てください。数多くの食品添加物が表示されているのを見つけるでしょう。

イカそうめんには大抵、調味料（アミノ酸など）や還元水飴といった食品添加物が使用されています。良心的な店ではパックの表側に表示しているでしょうが、わざわざ裏返さないと見えない裏側に貼っているところも少なくありません。

パックをへたに裏返すと、きちんと並べられた盛り付けが崩れるでしょうから、試みるにはけっこう勇気が必要です。食品表示法に違反しているとまではいえませんが、消費者感覚からするとグレーゾーンに入る扱いでしょう。

イカそうめんと同じような加工食品が「酢ダコ」です。モーリタニア産などのタコを加工したもので、食品添加物の数はイカそうめん以上。合成着色料や酸化防止剤、甘味料、防腐剤としてのＰＨ調整剤など、さまざまなものが使用されています。

もちろん、こうした食品添加物はすべて、国が認めているものばかりです。しかし、気にする人は少なくありません。次からは、買う前にパックの裏面を確認しましょう。それよりも、ずるい表示をする店では、もう買わないほうがいいかもしれません。

刺身用・生食用

マグロやイカ刺しも油断大敵！添加物が多用されていることも

食品売場で「刺身用」、あるいは「生食用」と表示されているパックを買うとき、食品添加物のことを気にする人はいないでしょう。しかし、これらの表示は「生で食べられますよ」というメッセージを消費者に伝えているだけ。「この商品は無添加ですよ」といっているわけでは決してありません。

たとえば、マグロの切り落としやブツ、ネギトロなどには、植物油脂や酸化防止剤、PＨ調整剤などが使われることがあります。これらの効力により、時間がたっても赤身が黒ずむことなく、表面からはおいしそうな〝照り〟が消えません。

イカ刺しも食品添加物が使用されることが多く、解凍モンゴウイカの刺身などには、還元水飴や調味料（アミノ酸など）などがよく使われています。もとは食感パサパサで味の抜けた刺身でも、プリプリでうま味たっぷりに変えられているのかもしれません。

こうした生鮮食品に食品添加物を使うのは、違法のような気がしませんか？　実際、生鮮魚介類には次亜塩素酸ナトリウム以外の化学合成された添加物は使ってはいけない、という取り決めがあります。

でも、現実にはたくさん使われています。しかも、まったく違法ではありません。刺身に食品添加物を使うと、それだけで扱いが「生鮮食品」ではなく、「加工食品」になるからです。

食品添加物が使われた場合、もちろん、必ず表示しなければなりません。しかし、表示されているのはパックの裏面のことも……。消費者は無添加の刺身だと誤解し、食品添加物入りの加工食品を買わされているわけです。

こうした〝刺身風加工食品〟のなかでも、特に注意したいのがマグロです。問題なのは添加されている植物油脂の種類。欧米で危険視されているショートニングが主成分の業務用油脂を使っている場合があるのです。なぜだか安くて、妙にテカテカしているマグロの刺身には、ちょっと用心したほうがいいかもしれません。

マグロの刺身

なんと、「赤身」「トロ」「大トロ」の分類は、売場担当者が決めていた⁉

鮮魚売場の冷蔵ケースに並ぶマグロの刺身を見て、首をかしげたことはありませんか？　これって、表示は中トロになっているけど、赤身のようにも見える……と。しかし、あくまでも正しいのはその表示。客がいくら疑問を抱いても、販売している店が「トロの偽装」で罰せられることはありません。

よく知られているように、マグロの刺身は脂のノリ具合によって、「赤身」「中トロ」「大トロ」の3種類に分類されます。では、どうやって分けるのかといえば、実は明確な規定がありません。なんと、すべては店の自主判断に任されているのです。

鮮魚売場の主任が「これは中トロ」と判断すれば、その刺身は中トロと表示できます。これは量販店や鮮魚店に限らず、外食産業でも同じ。寿司屋の大将が「へい、大トロお待ち」と客に差し出した握り寿司は、文句なしに大トロなのです。

鮮魚売場や寿司屋のトロが赤身にしか見えなかったら、その店の信用はガタ落ち。あまりにも露骨なことはやらないはずです。とはいえ、消費者も自分の目で見て判断し、値段と照らし合わせて、納得できるものを買うのがいいでしょう。

分類の仕方については、一応の目安はあります。脂のノリが最高の大トロは、内臓周りで頭のほうに近い「腹カミ」といわれる部分がメイン。脂がほどほどの中トロは、腹側の真ん中あたりの「腹ナカ」、もしくは尾に近い「腹シモ」に多く含まれています。残った背中側の身が、さっぱりした味わいの赤身です。ただし、マグロの大きさや個体の質、天然か蓄養かなどによって、脂のノリ具合は大きく異なります。

最近、赤身が見直されてきてはいますが、日本人の〝トロ信仰〟はまだまだ根強いものがあります。でも、ここで注意点をひとつ。マグロは食物連鎖の上位にいることから、ダイオキシンが蓄積されやすい魚です。ダイオキシンは脂肪にたまりやすいので、中トロには赤身の2・8倍、大トロには5・6倍も含まれています。トロ好きの人は食べ過ぎないようご注意を。特に妊婦はできるだけ避けたほうが賢明です。

ウ　ニ

産直以外のおいしそうなウニは、十中八九、添加物の賜物

トロリとした舌触り、濃厚なうま味がたまらない「ウニ」。スーパーの冷蔵ケースに、いかにも身がしっかりしているものが並んでいたら、これは鮮度が抜群だと思って、買いたくなるかもしれません。

しかし、そこがウニの産地のすぐ近くでない場合、おいしそうな見た目は、間違いなく食品添加物が作り上げたものです。

ウニの食用になる部分は生殖巣。体内から取り出したばかりのときは、1粒1粒がしっかりしていますが、やがて身崩れを起こし、だんだん溶けていきます。そうなると、消費者には見向きもされず、市場価値はなくなってしまいます。

この身崩れを防ぐために使われるのが、「ミョウバン」です。ベーキングパウダー

（ふくらし粉）にも含まれている食品添加物で、古くからさまざまな食品に使用されてきました。

このミョウバンをウニに添加すると、あらあら不思議。独特の収れん作用によって身がぐっと引き締まり、身崩れしにくくなるのです。

ミョウバンの正式な物質名は「硫酸アルミニウムカリウム」、あるいは「硫酸アルミニウムアンモニウム」。人体に有害なアルミニウムを主成分のひとつとする化学物質です。世界保健機関（ＷＨＯ）などはアルミニウムの許容量を定めていますから、できれば避けたい食品添加物のひとつといえます。

ミョウバンを摂取するうえで問題になるのは、ベーキングパウダーを多く使うホットケーキやメロンパン、ドーナツなど。ウニはたまに少量食べる程度でしょうから、気にする必要はないかもしれませんが、頭には入れておきましょう。

なお、ミョウバンを使ったウニは苦くて臭い、と一部でいわれています。しかし、ミョウバン自体は無味無臭。苦みや臭味がある場合は、ミョウバンの作用で見た目が劣化していなくても、ウニそのものの鮮度が落ちているからかもしれません。

国産牛豚合びき肉

店によっては、「100%国産」ではないことも!

「ひき肉」は鶏・豚・牛・合びきの4タイプに大別されます。なかでも売場に数多く並んでいるのは、牛肉と豚肉を混ぜた合びき肉。ハンバーグやメンチカツ、コロッケなど、多彩な料理に利用できることで人気です。

では、手に取った合びき肉のパックに、「国産牛豚合びき肉」と表示してあった場合、その肉は「牛肉も豚肉も国産」という意味でしょうか? そのように思う人のほうが多いでしょうが、必ずしもそうではありません。店によっては、牛肉だけが国産という場合もあるのです。

消費者感覚からすれば完全に「アウト」ですが、この表示の仕方は違反ではありません。というのも、2種類以上のものを同じパックで販売する場合、重量割合で50%

以上占めるものを表示する、という規定があるからです。

このため、たとえば国産牛肉60%、カナダ産豚肉40%の合びき肉を売る場合、原産地表示は牛肉だけにとどめても、販売する側が罰せられることはないのです。どうにも納得できない決まりでしょうが、実際にこうした表示をしているスーパーはあるかもしれません。

こうした〝ずるい〟手法を使っているかどうかは、店選びのバロメーターにもなりそうです。今度、近所のスーパーに買い物に行った際、食肉売場のひき肉コーナーをチェックしてみましょう。

「国産牛豚合びき肉」とあったら、店の姿勢にちょっと問題がありそうです。「国産牛・豚合びき肉」と、言い訳のように「・」を加えている場合もあるかもしれません。なんだかこれも、ごまかしっぽい感じがします。

良心的な店なら、「国産牛・国産豚合びき肉」「国産牛(60%)・カナダ産豚(40%)合びき肉」といったように、規則よりも一歩進んだ表示になっているはず。こうしたマジメな店を選んで、毎日の買い物をするようにしましょう。

こま切れ肉

「切り落とし」とはビミョーに違う、その肉質とは

肉のなかでも値段が安めなのが、「こま切れ肉」「豚（牛）小間肉」といった名前で販売されているパック。買い求めやすさに加えて、使い勝手も良く、肉野菜炒めや豚汁など、多彩な料理に利用できることで人気の売れ筋商品です。このこま切れ肉とは、いったいどういった肉なのでしょうか？

豚肉や牛肉は「ロース」「肩ロース」「バラ」「ヒレ」「モモ」といった部位別表示で販売されるのが基本です。こうした表示は1977年、農林水産省が制定した「食肉小売品質基準」によって義務付けられました。

この品質表示のなかで、こま切れ肉とひき肉については、店が部位別表示をしなくてもかまわないとされています。言い換えれば、どこの部位を使っても問題はない、

るところです。

というわけです。とはいえ、実際にはどういった肉を使っているのか、かなり気にな

こま切れ肉は値段が安いので、当然、ロースのような高い肉は使えません。豚肉の場合、最もよく使われるのは肩肉。やや硬めの肉で脂肪も少なめですが、エキス分を多く含み、深い味わいがあるのが特徴です。

牛肉こま切れ肉の場合、多く使われるのはネックやモモなどの部位。豚肉と同じように、脂肪分が少なくて安い肉がメインです。

ひとつの部位だけではなく、肉を切り分ける際に出た半端な部分を寄せ集めて、パックにすることもあります。食肉売場でパックをよく見て、ロースらしき高級肉が混じっていれば、即座に〝買い〟でしょう。

こま切れ肉と似たようなイメージのパックに、「切り落とし」というものもあります。これはこま切れとは違って、特定の部位の半端な部分を薄切りにしたもの。通常、いろいろな部位が混じっていることはありません。ただし、店によっては「こま切れ」と同じような意味合いで扱っているところも見られます。

夕方5時以降に作りました

知っておいて損はない、「製造時間」表示のズルイ抜け穴

スーパーの鮮魚売場に並んでいる刺身のパックに、「夕方5時以降に作りました」といった内容のシールが貼られていることがよくあります。夕食用の買い物に行ったとき、こうしたパックを見かけると、さっき切ったばかりの新鮮な刺身なんだな、と思うことでしょう。

惣菜(そうざい)売場でも、同じようなシールが貼られた煮物や揚げ物をよく見かけます。これらについても、作ったばかりだからおいしそう、と感じるのではないでしょうか。こうした刺身や惣菜には、つい手が伸びそうになります。

しかし、もしかしたら、そうした刺身や惣菜を作ったのは「夕方5時以降」ではないかもしれません。というのも、あらかじめ、ずっと前の時間にまとめて作っておい

たものでも、「夕方5時以降」という売り方が可能だからです。そんなバカなことができるはずがない!と思う人もいそうです。では、種明かしをしましょう。

実は食品衛生法では、表示する「製造時間」とは最終的な加工をしたときである、とされています。マグロの刺身の場合で考えてみましょう。一般的には、まず、工場などで加工された大根のツマなどをパックに敷きます。次に、マグロの柵を切って刺身にし、パックにきれいに並べて、その上に包装用のフィルムを張ります。

これで最終的な加工は終わり……と思われるかもしれませんが、まだ作業がひとつ残っています。それは商品名や原産地、消費期限などを表示したラベルを貼ることです。この作業を行わないと、商品として完成しません。

つまり、ラベルを貼る手前までの作業を行ってから冷蔵庫に保管。そして、夕方5時直後にラベルを貼れば、その時間が製造時間になるので、法律上は違反ではないのです。しかし、消費者感覚では許せないやり方でしょう。こうした倫理上問題のある店の常連客にならないため、食品の扱い方がぞんざいではないか、表示の仕方がずるくないかなど、日ごろからチェックする習慣をつけておきましょう。

ばら売り食品

お惣菜の「ばら売り」「量り売り」には、食品添加物表示の義務がない！

日ごろから食品添加物をとても気にする人に、「好きな食べ物は何ですか？」と尋ねると、答えは「コンビニのおでん」。「どうして？」と理由を聞くと、「だって、添加物の表示がないもの」……。

もちろん、この人はカン違いしています。確かに、そのおでんには食品添加物の表示が見当たらないでしょう。しかし、それは使用していないからではありません。

コンビニのおでんのように、包装しないで販売する食品を「ばら売り」と呼びます。ばら売りをする場合、食品表示法上、食品添加物を含む一切の表示をしなくてもかまわないことになっています。

おでんにどういった食品添加物が使われているのかは不明です。最近のコンビニは

「安全・安心」に気をつかっていますから、危険なものは使っていないかもしれません。しかし、表示がないから安心して食べられる商品、という考え方は誤りです。

コンビニの場合、人気商品のおでんに加えて、カウンターで販売されているソーセージやフライなどもばら売りに当たります。ソーセージは無塩せきではないでしょうが、そのことについての表示義務はありません。

さらに多種多様なばら売りが見られるのがスーパーです。惣菜売り場では、店内で調理した焼き鳥や天ぷら、フライなどを１本単位で販売しています。大皿に入れた料理を量り売りしているところもあるでしょう。魚の売場には毎日、１枚売りの干物やみりん干しが並んでいるはずです。

そうした焼き鳥が東南アジアで加工されたものであっても、量り売りの惣菜に中国産の野菜がたくさん使われていても、干物やみりん干しに人工甘味料や保存料が添加されていても、消費者は知ることができません。

スーパーやコンビニで見られるばら売りのカラクリ。ちゃんと理解したうえで、何を買えばいいのか決めたいものです。

サケ弁当

人気のお弁当の正体は、「ニジマス弁当」だった⁉

〝のり弁〟と並ぶ値段の安さで、持ち帰り弁当のなかでも人気の高い「サケ弁当」。しかし、そのメインのおかずは、本当に「サケ」なのでしょうか？

実は、多くの場合、サケ弁当には「サーモントラウト」が使用されています。正体は海で養殖されるニジマス。日本にはチリやノルウェーから、大量に輸入されており、国産のサケ（シロザケ）よりも安く取り引きされています。

ニジマスなのに「サケ弁当」を名乗るのはおかしいのでは？という声は以前からありました。しかし、消費者庁は「一般的な料理の名称として定着している」という理由から、問題ないと判断しています。弁当にニジマスを使うのが悪いわけではないのに、なぜこうした判断を下したのか、理解に苦しむ人も多いことでしょう。

第４章

その「産地」には裏がある！

「産地」を強くアピールする
ブランド力のある食品たち。
けれども、その正体を知れば、
「まさか！　そんな…」と
ビックリするかもしれません。

国産牛

オーストラリア生まれの"国産牛"がいるってホント？

牛肉は部位や用途、産地、品種などがバラエティー豊か。スーパーの食肉売場には、さまざまな肉のパックが並んでいます。およその素性は表示に書かれていますが、わかりにくいのが「和牛」と「国産牛」の違いです。このふたつの牛肉は、どこがどう違うのでしょうか？

まず、「和牛」とは品種を表す言葉。「和」が付いてはいますが、日本に古くからいる牛そのものではありません。明治時代、農耕用の在来の牛と外国の牛を交配し、日本人好みの味に改良した肉専用種が「和牛」です。

和牛には4種類あり、最も多く飼育されているのが「黒毛和種」。焼くと脂がとろける霜降り肉が特徴です。繁殖が盛んなのは兵庫県但馬（たじま）地方など。そこから有名産地が子牛を買い求め、栄養豊富な穀物などを与えて肥育し、「松坂牛（まつさかうし）」「米沢牛（よねざわぎゅう）」といったブランド名で販売しています。

ヘルシーな肉質で最近注目されているのは「褐毛和種（あかげわしゅ）」。熊本県と高知県の特産で、赤身に牛肉独特のうま味がたっぷり含まれています。東北北部と北海道で飼育されている「日本短角種」は、南部牛の血を引く大柄な肉牛。濃厚飼料を与えなくてもよく育つのが山口県の「無角和種」で、安全な肉質が好評です。

一方、「国産牛」とは産地を明らかにする呼び名です。黒毛和種や褐毛和種も、その意味では国産牛のグループに入ります。しかし、和牛のほうがステータスが高いので、食肉売場で国産牛を名乗ることはありません。

国産牛でいう産地とは、最も長く飼育された国のことです。生まれた国のことではないので、たとえばオーストラリアから子牛が生後半年で輸入され、日本で2年間肥育されれば、国産牛を名乗ることができます。実際、そういう外国生まれの国産牛はすでに出回っています。これに対して、和牛の場合は「日本生まれの日本育ち」に限定されています。

名古屋コーチンや比内地鶏など人気の「地鶏」、その定義は？

「松坂牛」「米沢牛」など、牛肉の世界ではブランド化がしっかり確立されています。近年は鶏肉でも、こうしたブランド肉が流行。「地鶏」と呼ばれる高品質の肉が注目され、高級スーパーなどの食肉売場の人気商品になっています。

ところで、この「地鶏」とはどういう鶏なのか知っていますか？　日本で古くから飼育されてきた鶏のこと……。こういったイメージを持つ人が多いのでは。しかし、そういった鶏は「地鶏」ではなく、「在来種」というグループに入ります。

在来種とは、明治時代までに日本で定着していた鶏の品種のこと。代表的なものに軍鶏や東天紅鶏、烏骨鶏、矮鶏、比内鶏、尾長鶏など、38品種があります。これらは数が非常に少なかったり、天然記念物に指定されたりしていますから、肉が市場で大々的に流通するわけはありません。

では、「地鶏」とは何か？　これらの「在来種」と、繁殖能力の高い品種を交配し、ブランド鶏として開発した一代雑種のことなのです。

食肉用の「地鶏」については、法律で次のように定義されています。

①両親、または一方の親が在来種であること。

②80日以上飼育しており、28日以降は鶏が運動できる平飼いや、1平方メートル当たり10羽以下で飼育されたこと。

ブロイラーと呼ばれる肉用の鶏は通常、狭い鶏舎(けいしゃ)でひしめき合って育てられています。一方、地鶏は健康を保ちやすい状態で、通常よりも長めに飼育されるわけです。このため、当然、肉質は良くなります。

地鶏では「阿波尾鶏(あわおどり)」をはじめ、「名古屋コーチン」「比内地鶏」「さつま地鶏」などが知られています。いずれの品種も肉の味が濃く、適度な噛みごたえもあって、なかなかの人気です。ただし生産量は少なく、地鶏の生産量は鶏肉全体のわずか1％程度にとどまっています。

ブランド鶏

地域名などを付けた鶏肉の、その大半は「地鶏」にあらず！

高級鶏肉のなかでも、生産量が少なく、価格も高いのが「地鶏」。このため、一般のスーパーの取り扱い量は限られています。

こう聞くと、「いや、近所のスーパーには、地域の名前を付けたブランド鶏肉がけっこう並んでるよ」と疑問を感じる人もいるでしょう。しかし、そういった肉のほとんどは「地鶏」ではありません。「銘柄鶏」という、「地鶏」とはまったく異なるグループに含まれる鶏肉です。

日本で流通している鶏肉は「ブロイラー」「銘柄鶏」「地鶏」の3つに大別されます。流通量が圧倒的に多く、全体の9割までを占めるのがブロイラー。これは特定の品種ではなく、短期間の飼育で出荷できる肉用若鶏の総称です。主に白色コーニッシュという品種のオスと、白色プリマスロックのメスを交配したものが育てられます。

ブロイラーは通常、鶏舎にぎゅうぎゅう詰めで入れられ、身動きの取れない状態で飼育。運動不足でどんどん太り、生後7～8週で出荷されます。

では、「銘柄鶏」とはどういった鶏のことでしょうか？　実は「地鶏」のような明確な基準はありません。一般的な肉用品種をかけ合わせたり、通常のブロイラーよりも長く飼育したり、独自のエサを与えたりして飼育。こうして肉質を高め、ブロイラーとの差別化を図ったものです。

飼育方法の〝こだわり〟はさまざま。地域特産の柑橘類の粉末をエサに混ぜる、植物性たんぱく質のみで飼育する、エサに天然ハーブを配合する、といった具合です。飼育にはそれなりの手間がかかるので、ブロイラーよりも価格は高め。とはいえ、地鶏ほどの高級路線ではありません。その中間的なブランド鶏として、近年、存在感を高めています。

注意しておきたいのが、外食産業での利用のされ方。誤解なのか、故意なのか、銘柄鶏を使っているのに、「地鶏の焼き鳥」と銘打っている場合が少なくないようです。

松坂牛

松坂牛は松坂生まれじゃない？ブランド牛の誕生の舞台裏

デパートや高級スーパーの肉売場でなければ、なかなかお目にかかれないのが、産地名のついた高級牛肉。なかでも、ひときわ輝く世界的な最高級ブランド牛肉が松坂牛です。松坂とは、伊勢湾に面した三重県中部の松坂市のこと。では、松坂牛とはこの松坂市で生まれ育った牛……かと思えば、そうではありません。

実は、松坂牛の多くは兵庫県北部の但馬地方の生まれ。但馬地方では古くから農耕用の牛の飼育が盛んに行われてきました。明治時代以降になると、ほかの品種と交わらないように、非常に厳しく血統管理。その結果、極めて肉質に優れた肉牛を生み出すことに成功しました。但馬地方が繁殖を手がけてきたのは、和牛を代表する黒毛和種で、きめ細かいサシが入った霜降り肉が特徴です。

一方、松坂地方は江戸時代に農耕が盛んだった地域。かつては但馬地方から牛を買い入れて、農耕用に調教していました。明治時代になって肉食の文化が日本に入ってくると、培ってきた飼育技術を肉用の肥育に活用。こうして但馬生まれ、松坂育ちという、いまに続く最高級の肉牛を生み出す飼育システムが確立しました。

現在、「松坂牛」と認定されるには、「三重県の雲出川（くもずがわ）以南・宮川以北の地域で、生後12か月までの子牛を買い入れ、500日以上にわたって肥育したメスの処女牛のみ」といった条件をクリアしなければなりません。さらにスペシャルな格付けの「特産松坂牛」は、「但馬地方をはじめとする兵庫県から、生後約8か月の選び抜いた子牛を買い入れ、900日の長期にわたって肥育したもの」とされています。

最高級の子牛を仕入れた松坂地方の農家は、世界最高レベルの肥育を行います。ビールを飲ませて食欲を刺激したり、皮下脂肪を均一にするためにマッサージをしたり。最終的には肥育の仕方が決め手となって、とろけるような肉質ができあがります。こうしたブランド牛肉については、生まれと育ちが違っていても、目くじらを立てるようなことはしなくてもいいでしょう。

国産アサリ

「外国産」のアサリが、「国産」に化ける驚きのカラクリ

生鮮品を買う際は、パックの表示をまずチェック。できるだけ輸入ものを避け、特に中国産のものは偽装や産地の汚染が気になるから絶対にＮＧ――。こう決めている人は少なくないでしょう。

そんな人が知ったら大きなショックを受けそうなのが、日本全国どこの食品売場にも並んでいる「アサリ」の裏事情です。

昔は全国どこの干潟（ひがた）にもたくさんいたアサリ。けれども、近年、海岸開発や海水汚染など、生息環境の悪化によって減り続けています。国内生産量は１９８３年の16万トンがピーク。２０００年には３万トン台になり、２０１０年からは２万トン台しか獲れなくなってしまいました。

その一方、毎年、国内で獲れる量以上のアサリが輸入されています。現在、最大の輸入国は中国で、それに次ぐのは韓国です。ちなみに以前は一時、北朝鮮が最大の輸入国でしたが、経済制裁の一環として、いまは取り引きが中止されています。

しかし、スーパーの食品売場で、輸入物のアサリを見かけることはあまりありません。これは、その裏に「蓄養」というカラクリが隠されているからです。

輸入されたアサリは、そのますぐには出荷されず、日本各地の干潟にある蓄養場に送られます。そこで少し大きくさせ、それをまた獲って出荷するのです。

こうした蓄養の場合、国内の蓄養場で過ごした期間が、原産地での成育期間を超えれば、「国産」と表示できることになっています。

国産に〝化けた〟輸入アサリは、大陸のひどく汚染された海域で生まれ、稚貝(ちがい)まで育ったものかもしれません。そうしたアサリでも国産として表示され、食品売場に並び、消費者は「国産なら安心」と思って買っていく……。

アサリも人間同様、「氏(うじ)より育ち」ということなのでしょうか。いまひとつ納得のいかない取り決めです。

国産シイタケ

中国で育てても、日本で収穫すれば「国産」になるってホント？

同じ食品売場に「国産」と「外国産」の商品が並んでいることはよくあります。値段がほぼ同じで、品質にも変わりがない場合、多くの人は迷うことなく国産を手に取ることでしょう。

では、原産地はいったいどのように決められているのでしょうか。畜産物の場合、一番長く飼育されたところが原産地になります。オーストラリア生まれの子牛が日本に輸入されて、生まれ故郷よりも長い期間、肥育されれば、国産牛を名乗ることができるわけです。

鮮魚なら、国内で獲れた場合、その海域や水揚げ港のある都道府県名などが産地になります。外国産の場合は取り決めが異なり、漁獲した漁船の国籍がそのまま原産国です。一方、養殖ものの場合は、畜産物と同様、最も長く育てられたところが原産地とされます。これはアサリなどの蓄養でも同じです。

農産物の場合はもっとシンプルで、収穫地がイコール原産地と表示されます。畑や果樹園、ビニールハウス、水田などで一定期間栽培され、同じ場所で収穫されるので、これも問題はなさそうですが……。この取り決めには、ある特殊な農作物のことがすっぽり抜け落ちていました。それは、シイタケです。

シイタケは原木や菌床に菌を植え付けて育てます。畑や田んぼをほかの場所にそっくり移すことはできませんが、原木や菌床を移動するのは実に簡単です。

シイタケの菌床栽培は、中国でも以前から盛んに行われています。たとえば、中国で菌床にシイタケの菌を植え付け、3か月ほど育ててから日本に移動。その後、国内で1か月栽培してから摘み取った場合、いまの取り決めでは収穫地は日本。本来の素性はどうあれ、堂々と胸を張って「国産シイタケ」と名乗ることができるのです。

100%間違いなく国産のシイタケといえるのは、農家が直販所に出している商品くらいなのかも。残念ながら、疑えばきりがありません……。

カット野菜

「国産」とあっても油断はできない…原産地表示の落とし穴

いろいろな種類の野菜が食べやすい大きさに切られ、ひとつの袋に入っている「カット野菜」。最近、バリエーションがどんどん増えて、いろいろな組み合わせのなかから選べるようになりました。

忙しい現代人の味方とも思えるカット野菜。袋の裏面にはちゃんと原産地も表示され、それぞれの野菜の素性も明確になっているように見えます。輸入された野菜はできるだけ口にしたくない、と思っている人も安心です。しかし、実はここに落とし穴が待っています。

複数の野菜が入ったカット野菜は、「加工食品」の範ちゅうに入ります。一般にはあまり知られていませんが、いくつか材料が混ざっている加工食品は、すべての原産地を表示する必要はないのです。

表示が義務付けられているのは「すべての原材料のうち、重量割合で50％以上を占めるもの」と規定されています。たとえば、キャベツとレタス、ニンジンがミックスされた商品で、それぞれの割合が「5・3・2」の場合、表示の対象になるのはキャベツのみ。使われているキャベツが国産の場合、袋の裏面の食品表示には「国産」と記すだけでもかまいません。

この表示だと、袋を手に取ったとき、多くの人は「すべての野菜が国産」だと思うのではないでしょうか。しかし、ここでいう国産とはキャベツのことにすぎません。レタスとニンジンが中国産の場合も、「国産」の表示が可能なのです。では、同じようにキャベツ、レタス、ニンジンのカット野菜で、割合が「4・3・3」ならどうでしょう？　なんと、この場合は原産地を表示する必要がありません。

消費者庁では、すべての原料を表示するのが望ましいとしており、実際にきちんと原産地を明記した商品がほとんどのようです。しかし、強制ではないので、〝規定通り〟の表示をしているカット野菜が存在する可能性もあります。

讃岐うどん

「讃岐」以外で作っても、「讃岐うどん」を名乗ってOK！

ご当地うどんのなかでも、圧倒的に高い人気を誇る「讃岐うどん」。いまではスーパーや香川県以外の土産物店などでも手に入ります。しかし、そういった讃岐うどんのなかには、〝えせ讃岐うどん〟が含まれているかもしれません。

では、「讃岐うどん」の定義とはなんでしょうか。香川県で栽培されている小麦粉を使うことでしょうか？　いや、違います。多くの場合、うどん用に開発されたオーストラリア産の小麦粉を使っています。では、めんが手打ちに限るのでしょうか？　機械を導入しているところも多いので、これも決め手にはなりません。

実は、ちょっと驚いてしまいますが、讃岐うどんには明確な基準がないのです。「讃岐」という名が付いていながら、「めんは香川県内で作らねばならない」という縛りさえもありません。公正取引委員会の見解によると、「どこで作っても同じ」とのこと。このため、讃岐うどんファンなら認めがたい〝えせ讃岐うどん〟が全国各地のみならず、海外にも登場しています。

ただし、土産用の生めんに限っては、一応、6つの基準が定められています。①香川県内での製造、②手打ち、もしくは手打ち式、③加水量が小麦総量に対して40％以上、④食塩が小麦粉総量に対して3％以上、⑤めんの熟成は2時間以上、⑥ゆで時間15分間で十分アルファ化する（のり状になる）こと――以上です。①はともかく、ほかは讃岐うどんの基準でなくても……と思えるような内容かもしれません。

しかも、これらの基準は、「本場」「名産」「特産」「名物」といった表示をしたり、香川県の写真や絵を使ったりした場合のみ適用されます。要するに、単なる「讃岐うどん」という名称なら、どこで製造・販売してもOKということです。さらに驚かされるのが乾めんの扱いで、生めんのような最低限の基準さえもありません。

安売りの〝讃岐うどん〟を食べたけど、妙にまずかった……。こんな場合は、正体を疑ったほうがいいかもしれません。

産地名入りの塩

輸入した塩を日本の海水で溶かして作っているものも

「○○の塩」といったネーミングで、国内の産地を前面に打ち出した塩はよく見られます。ところが、そうした塩のなかには、袋の食品表示欄に「原産地メキシコ」などと記載されているものがあります。しかし、これは〝偽装〟には当たりません。

輸入した塩を使っていることについては、製造している側もオープンにしており、工場を見学できるメーカーもあります。では、どのような仕組みによって、外国産の原料塩が日本の産地を掲げた塩に変身するのでしょうか？

この謎を解くには、日本における塩作りの歴史を知る必要があります。日本では古くから、塩田で塩を作ってきました。しかし、1970年代、専売公社が「イオン交換膜法」を本格的に実用化。これにより、塩化ナトリウム99％以上の塩が大量に製造されるようになったため、塩田はすべて廃止されることが決まりました。

　このとき、自然塩の製造も認めてほしいという運動が起こり、一般の塩作りも一応認められました。しかし、これは条件付き。「日本の海水から直接塩を作ってはならないが、専売公社が輸入する塩を原料とするなら認める」というものだったのです。この取り決めから、輸入塩を使いつつ、産地名を打ち出す「○○の塩」が生まれました。

　製造の方法は、まず原料塩を地元の海水でいったん溶かし、塩分濃度の高い水を作ります。そこからゴミや砂などを取り除き、煮詰めて再結晶させて、塩に作り直すのです。輸入塩に日本の海水の味わいを少し加えた、という感じでしょうか。こうした最終加工を行うことにより、産地を打ち出した国産の塩として販売できるわけです。

　１９９７年、塩専売制度は廃止されましたが、その後も輸入塩を使った塩作りは続けられています。そうした「○○の塩」は、苦みも少し感じるような塩。塩化ナトリウム99％以上の食塩は、シンプルに塩辛い塩。海水から取り出す自然塩は、ミネラル分が多くてまろやかな味わいです。どの塩を使うのかは、消費者しだいでしょう。

イセエビ

輸入イセエビは、国産のものと、似て非なるもの！

見た目が豪華で美しく、祝いの席では欠かせないイセエビ。しかし、漁獲量は年間1000トン余りと、かなり希少な食材で、気軽に味わうことはできません。

そこで、遠い南方の海で獲れたものが輸入され、国産の品薄状態を補っています。近年流通している輸入イセエビの量は、国産の約2倍。なかでもオーストラリア近海で獲れたミナミイセエビ属のものが最も出回っています。

ところが、日本のイセエビはイセエビ属。「属」が違うと、生物としてかなり離れた位置にあります。しかし、両者の姿形は割合よく似ていることから、ミナミイセエビ属が「イセエビ」を名乗っても〝ごまかし〟ではない、というのが消費者庁の見解。味もほぼ同じですが、刺身では国産のほうがおいしいともいわれます。

第５章

「こだわり食品」には裏がある！

「こだわっていそう」と
思わせる食品を見つけたら、
手を伸ばしたくなります。
でも、ちょっと待ってください。
その「こだわり」、本物でしょうか？

三温糖

色の違いは単なる製法の違い。「上白糖」よりもヘルシーなわけじゃない

日ごろの料理に欠かせず、どこの家庭でも常備している「砂糖」。スーパーの砂糖売場には原料や色が異なるものがたくさん並んでいます。海外で一般的な「グラニュー糖」、日本でポピュラーな「上白糖」、色のついた「三温糖」や「ざらめ」、ほかにも「黒糖」「黒砂糖」「氷砂糖」「粉糖」など、さまざまなものから選べます。

普段づかいの砂糖として昔から人気があるのは、やはり上白糖でしょう。一方、三温糖を愛用している人も少なくないようです。上白糖は真っ白で、三温糖は茶褐色。見た目から大分違うこのふたつは、どういう関係にあるのでしょうか？

上白糖は三温糖を漂白したもの。だから、三温糖のほうがヘルシーな砂糖。こう考えている人はいませんか？　なるほど、と思わせる意見ですが、大きな誤解です。

上白糖やグラニュー糖は確かに真っ白ですが、漂白などはしていません。細かい結晶が光を乱反射することから、見た目が白く見えるだけなのです。本来透明な水が、雪やかき氷になると白く見えるのと同じ理屈です。では、三温糖が茶褐色なのはなぜなのでしょうか?

三温糖の色は、実は加熱によって生じたものです。砂糖の原料は、サトウキビやテンサイ。糖分たっぷりのこれらのエキスを加熱して精製、結晶化させていきます。この精製のはじめの段階で結晶化したのが、上白糖やグラニュー糖です。

しかし、残りのエキスにも糖分は十分残っているので、その後も精製が繰り返されます。こうしてできるのが、三温糖やざらめ。茶褐色に色付くのは、この間、何度も加熱されるからです。つまり、色の違いは単なる製法の違いで、三温糖のほうがヘルシーというわけではありません。

ただ、人間の味覚は純度の高いものを弱く感じる傾向があることから、雑味の多い三温糖のほうがやや甘く感じます。どちらがヘルシーうんぬんではなく、砂糖は味わいの違いから選ぶのがいいでしょう。

赤い卵

実は、栄養価は「白い卵」と同じ…なのに値段がちょっと高い理由

ほとんどのスーパーの卵売場には、「赤い卵」と「白い卵」の両方を並べています。値段を比べると、赤い卵のほうが少しだけ高め。見た目も、何だか健康的な感じがして、栄養価も高そうな気がします。

ところが、これは見た目のイメージから受ける錯覚。赤い卵も白い卵も、栄養価は変わりません。卵の殻の色を決めるのは、親鶏の羽毛の色。基本的に、赤茶色をした羽毛の鶏は赤茶色の卵、白い羽毛の品種は真っ白い卵を生むのです。

赤い卵のほうが値段が高いのは、赤茶色をした鶏は大柄で、エサをよく食べるのが理由。要するに生産性が低く、それが価格に反映しているというわけです。

ちなみに、養鶏が産業化される以前の日本では、赤い卵だけが流通していました。

代表的な採卵用の品種、白色レグホンなどがいない時代、農家の庭先で飼っていた在来種（昔から飼われてきたいわゆる地鶏）の卵が売られていたからです。

在来種の多くは、赤茶色の羽毛をした鶏です。当然、産むのは赤い卵。ここから「赤い卵＝地鶏の卵」という健康的なイメージができあがり、その流れでいまも赤い卵が好まれているという見方もあります。

「色」については、黄身の濃さが気になる人もいるのではないでしょうか。これも何となく、赤みを帯びているほうが、白っぽい黄身よりも栄養があると思っている人が多いのでは？

しかし、これも見た目のイメージが生む誤解。黄身の色は単純に、鶏に与えるエサによって決まります。鶏のエサはいま、トウモロコシが主流。このため、エサに何も加えないと、卵の黄身はどうしても黄色っぽくなってしまいます。

卵の黄身の色を濃くするのは簡単。赤い色素を持つ何かをエサに加えればいいのです。そこで多くの養鶏場では、卵を割ったときの印象を良くしようと、赤パプリカなどを混ぜたエサを与えています。

有精卵

健康に良さそうだけど、栄養価は「無精卵」と同じだった！

どの家庭でも、冷蔵庫で必ずストックしている生鮮食品が卵でしょう。シンプルな卵かけご飯から、和食、洋食、中華まで、幅広いジャンルの料理に使える優れもの。「物価の優等生」といわれるほど、安価なところも魅力です。そのうえ栄養価も非常に高く、いうことはありません。

卵には大きく分けて、「有精卵」と「無精卵」があります。スーパーで販売されている卵のほとんどは無精卵。一方、有精卵は自然食に強い店や高級スーパー、通販、田舎の直販所以外では、あまり見かけないかもしれません。

無精卵が圧倒的多数なのは、鶏の飼育方法が関係しています。通常、採卵を目的とする場合、狭いケージの中にメスだけを入れて飼育。オスがいないのに卵を産むのは、生後5か月になったら交尾や受精なしでも産卵するように、品種改良されているからです。この方法で飼育すれば、当然、生み出される卵はすべてが無精卵になります。

これに対して、有精卵は鶏のストレスが少なく、適度な運動ができる平飼いで、オスとメスをいっしょに飼育することによって生産します。メスだけのケージ飼いに比べて、ぐっと自然に近い環境といえるでしょう。

では、有精卵は無精卵よりも栄養価が高いのでしょうか。温めたらヒヨコが産まれるのですから、何か特別なパワーを秘めているような気がする人もいるでしょう。有精卵と無精卵が店にいっしょに並んでいたら、健康や安全にこだわる人ほど、有精卵のほうに手を伸ばしそうです。

しかし、栄養成分を分析した結果、有精卵と無精卵にはほとんど差がないことがわかっています。普段から有精卵を好んで購入している人はショックかもしれませんね。

有精卵が無精卵と違うのは、環境によっては胚(はい)がどんどん発育していくことです。20℃程度で胚に変化が見られ、同時に傷みやすくなります。このため、有精卵は無精卵よりも保存に注意し、購入したらすぐに冷蔵庫に入れることが大切です。

生食用カキ

「加熱用」よりも新鮮でおいしい…は間違い

カキには大きく分けて「生食用」と「加熱用」があります。生食用のほうが少々値段が高いので、品質が良さそうな気がします。そこで、鍋やフライなどにする場合にも、生食用と加熱用の両方を売っていれば、あえて生食用を買う人が少なくないようです。でも、これは大きな誤解。生食用を加熱して使うと、期待を下回る料理になりかねません。

カキの「生食用」「加熱用」の違いで、大きなポイントは安全性です。生食用として販売するには、カキの生食で怖い食中毒を避けるため、定められた基準をいくつもクリアする必要があります。

ひとつは養殖海域のクリーンさです。定期的に保健所のチェックを受け、病原菌の数が基準内に収まっていなければなりません。その基準をわずかでも超えれば、生食用を名乗ることは許されず、加熱用として販売されることになります。

出荷直前の洗浄も重要です。大腸菌や腸炎ビブリオなど、食中毒を起こす病原菌の数が基準値以下になるように、20時間ほどかけて滅菌洗浄を行わなければなりません。加熱用にはこの作業は必要なく、速やかに出荷してOKです。こうして、可能な限り病原菌を減らしたカキのみが、生食用を名乗ることができます。

では、なぜ生食用を加熱して食べるのが好ましくないのでしょうか? まず、養殖される海域。病原菌が少ないという優れた点は、裏を返せば、陸から流れ込む栄養分も多くないことを意味します。これに対して、加熱用を養殖する海域はプランクトンがより豊富なので、多くの栄養分を取り込んで成長することができます。

さらに、洗浄にもちょっと問題があります。出荷前に滅菌されている間、カキは断食を強いられるので、若干やせてしまう可能性は否めません。

こうした理由から、加熱用のカキのほうが太っており、味が濃い場合が多いというのが定説。鍋やフライには、表示通りに加熱用を使いましょう。

有機栽培

「無農薬栽培」とは違う？ からだに良さそうな、その素顔

ひと昔以上前は「無農薬」「無農薬栽培」とうたった野菜がよく販売されていました。しかし、近年、スーパーの野菜売場からすっかり姿を消しました。その代わりに、しばしば見られるようになったのが「有機栽培農産物」。一般の野菜と比べると、値段は高めで、なかなかのプレミアム感があります。

これはいったい、どういう栽培方法で育てられたものなのか。無農薬栽培と同じものだと考えていいのでしょうか？

実は現在、作物に「無農薬」と表示することは禁止されています。農家が実際に、農薬をまったく使わずに栽培していても、それだけでは「無農薬」という付加価値を付けて販売することはできないのです。

こうした規定ができたのは2000年。農林水産省が「有機JAS規格」の制度を導入してからです。その背景には、オーガニック志向の高まりにより、無農薬と称する野菜が増えたことにあります。

当時の無農薬栽培の基準は、「栽培期間中に農薬を使っていない」ということだけでした。しかも、公的な検査などはなく、自己申告でOK。このため、なかには本当に無農薬なのか?と疑問を持たれる作物も出回っていました。

こうした状況を変えようと定められたのが、世界的な基準を参考にした有機JAS規格。この認証を受けるには、多年生作物は過去3年以上、その他の作物は2年以上、堆肥(たいひ)などで土作りをした畑や田んぼで、化学肥料と農薬を使用しない(天然の物質などを利用した肥料と農薬はOK)で生産された作物でなければならない、とぐっとハードルが高くなりました。しかも、第三者の認証機関の検査を受けて、合格したものだけが認証されます。

有機栽培はかつての無農薬栽培よりも、厳しい基準をクリアした作物のみが名乗れるわけです。袋などにあるマークを確認し、安心して購入しましょう。

特別栽培

「減農薬タイプの農産物」のことだけど、その規定にはちょっと問題が…

スーパーの売場から消えたのは、「無農薬栽培」の作物だけではありません。「減農薬栽培」の米や野菜、果物もまったく見かけなくなりました。

こうした減農薬の作物が売場を去ったのち、代わって並ぶようになったのが「特別栽培農産物」。これは「有機農産物」以上にわかりにくい名前なので、どういうものなのか、あまり知られていないようです。

特別栽培農産物とは、減農薬タイプの農産物のこと。農薬の使用回数を地域の慣行(かんこう)栽培(一般的な栽培)の50％以下に抑え、化学肥料の使用量も半分以下で栽培された場合、この表示で販売することができます。

しかし、この規定には少し問題があります。ひとつは、地域の慣行栽培の基準が都道府県で異なっていることです。

たとえば、ナスの栽培について、同じ中国地方の岡山県と島根県の栽培基準を見てみましょう。農薬の使用成分回数では、岡山県が23回で、島根県が27回。化学肥料の窒素成分量を見ると、岡山県が10アール当たり55kgで、島根県は75kgと、農薬・化学肥料ともに相当な開きがあるのです。

さらに、「50%以下」というざっくりした規定も気になるところ。農薬と化学肥料を上限の50%まで使った農産物も、使用を2～3回程度に抑えたものも、区別することなく、同じ「特別栽培農産物」としてひとくくりにされてしまうのです。よりこだわって栽培している農家ほど、納得がいかない制度なのかもしれません。

しかも、この規定はあくまでも「ガイドライン」。有機農産物については法律で定められているので、ウソをつけば罰せられます。しかし、特別栽培農産物の規定については法的な強制力がなく、生産者に自主的な規制を求めています。

一般の作物と比べると、特別栽培農産物が安心できるのは確か。でも、すっきりしない部分も少々残っている制度だといえます。

オーガニック

「有機JASマーク」が付いているかいないかをチェック!

近ごろ、「オーガニック」という言葉をよく耳にします。「なんとなく、からだに良さそう」といったイメージがありますが、実は「有機」と意味は同じです。あれ、ちょっと違う気がする、という人がいるかもしれません。もうちょっとオシャレなことかと思っていたんだけど……と。しかし、オーガニック【organic】を日本語に訳せば「有機体の」「有機的な」「有機物の」といった言葉になります。「オーガニック＝有機」で最も大きな意味を持つのは農業。農薬や化学肥料を使わず、土が本来持っている力を生かし、環境に対する負荷をできるだけ少なくした取り組みのことを指します。

さらに、近年では農産物やその加工品はもちろん、オーガニックコットンやオーガニックコスメなどにも取り組みが広がっています。

オーガニックに関する日本の認証制度は「有機ＪＡＳ規格」。１９９９年に国連の下部組織であるコーデックス委員会で定められた「コーデックス規格」をもとに作られました。

有機ＪＡＳ規格の対象となるのは、①農薬や化学肥料に頼らないで栽培した「有機農産物」、②有機栽培のエサと牧草を与えた「有機畜産物」、③水と食塩を除く原料の95％を有機農産物で加工した「有機加工食品」。これらの商品には「有機ＪＡＳマーク」が貼られるので、ひと目で「有機」「オーガニック」だとわかります。

日本以上にオーガニック食品の生産が盛んなのが、ＥＵ圏内をはじめとする海外諸国。これらの輸入食品についても、日本でオーガニックをうたって販売する場合、国産と同じように「有機ＪＡＳマーク」を貼らなければいけません。この手続きを行えば、「有機トマト」「オーガニックパスタ」などと日本語で表示することができます。

なお、日本の認証制度は食品に関することのみなので、コットンやコスメなどについては、検査や認証の必要はありません。

新　米

「新米」は、いつまで「新米」と呼べるのか？

スーパーの食品売場に並ぶ米には、大きく分けて、「新米」と「古米」があります。1粒1粒の水分が多いことからやわらかく、香りもいいのが新米。これに対して、古米は少しパサパサしていて香りも薄く、新米よりも品質が落ちると一般的に思われています。このふたつの米が混在する時期になると、袋の表示を必ず確認し、新米のほうを選ぶ人も多そうです。

収穫したコメが新米に分類されるのは、いつからいつまでなのでしょうか？　食糧管理法に基づく「米穀年度」によると、「新米」と呼ぶのは、11月1日から翌年10月31日までに取り引きする米のこと。この期間を過ぎたら「古米」になり、翌年11月になっても残っていれば「古古米（ここまい）」と呼ばれます。

昔の日本では、米はだいたい11月に収穫されていたことから、この基準が生まれたといわれています。けれども、いまは沖縄県や鹿児島県、高知県などで早場米（はやばまい）の生産が盛ん。６、７月から新米が出回るので、実情に合わない部分も出てきています。

新米の定義にはもうひとつあり、食品表示法では12月31日までに精米され、袋詰めされたもののみ、「新米」と表示できると定められています。販売されている袋の表示は、こちらの取り決めに基づいたものです。

この意味での新米が出回るのは、せいぜい春まで。それ以降になると、スーパーの売場から新米と表示されたものは消えてしまいます。そこで、春以降になったら、袋に表示されている「〇年度米」という部分を確認しましょう。この数字を見れば、いつ収穫された米なのかがすぐにわかります。

なお、使い道によっては、古米は新米よりもおいしく食べることができます。古米に適している料理は、寿司めしや炊き込みご飯、チャーハンなど。米に水分が少ないことから、酢やだし汁、調味料などを吸い込みやすく、しっかりした味に仕上がります。安い古米も買い、料理によって使い分けしてもいいのではないでしょうか。

米だけの酒

原材料は「米だけ」なのに、なぜ「純米酒」って名乗らない?

ひと口に日本酒といっても種類は多彩。最上級の大吟醸から、吟醸酒、純米酒、本醸造、庶民的な普通酒まで、さまざまなタイプがあります。スーパーやドラッグストアの酒売場では、近年、こうした従来の分類からはずれた不思議なパック酒の存在感も増してきました。ラベルに表示されているのは「米だけの酒」。普通、米だけで造る酒とは純米酒のこと。いったい、このパック酒の正体は何でしょう。

「米だけの酒」の紙パックを手に取り、表示をよく見てみると、「純米酒」「普通酒」のふた通りの商品があるのがわかります。なぜタイプが違うのか? 「米だけ」をうたっているのに、なぜ純米酒ではないものがあるのか? 謎は深まります……。

「米だけの酒」は1998年、灘(なだ)の大手酒造会社が開発。安いのに醸造アルコールを添加していないのがウケて、なかなかのヒット商品になりました。そこで、ほかの大手メーカーも追随。同じような「米だけの酒」がどんどん開発されました。

当時、これらの酒の表示は、みな「普通酒」でした。「純米酒」を名乗るための当時の基準である「精米歩合70%以下」を満たしていなかったからです。

しかし、新たなジャンルとして定着したことから、国税庁は2004年、この基準を撤廃。麹米(こうじまい)の使用割合が15%以上であれば、精米歩合を表示するだけで「純米酒」として販売することができるようになりました。

大手酒造会社の商品は、この新しい基準をクリアしました。しかし、すでに「米だけの酒」というネーミングが浸透していたため、これをはずすのは得策ではないと判断。商品名として残し、その脇に「純米酒」と大きく表示して販売しています。

一方、いまだ「普通酒」のものがあるのはなぜか? これは製造方法に理由があります。仕上げに純米酒を加えて味を調整する、液状に溶かした米で仕込むといった手法を取ると、「純米酒」を名乗れないのです。このため、米だけで作ってはいるものの、分類は「普通酒」という、ちょっとややこしい表記になっています。

無漂白のモヤシ

表示があってもなくても、モヤシはみんな「無漂白」

モヤシはスーパーで見かけない日はない、定番中の定番野菜。このなかには、袋に「無漂白」と表示したものがあります。ということは、実際には漂白しているものがあり、無漂白のものを買ったほうが安全ということなのでしょうか？

実は、モヤシはかつて、真っ白に漂白したものが売られていました。しかし、からだに良くないのは明白。旧厚生省が1969年に生鮮食品への添加を禁じ、その後も規制を強化したことから、そうしたモヤシは消えました。

現在、モヤシは無漂白なのが当たり前。それでも表示されているのは、良いふうに取れば〝念のためのお知らせ〟、意地悪く考えれば〝本来必要のない宣伝文句〟です。いずれにせよ、「無漂白」と表示されていないモヤシも問題はありません。

第６章

その「安さ」には裏がある！

買い物をするとき、安いものを
選びたいのは当然でしょう。
しかし、「安さ」の裏には、
それなりの事情があることを
知っておきましょう。

醤油

主な原料が大豆ではなく、「アミノ酸液」という謎の液体のものも…

醤油の主な原料は大豆。多くの人はこう思っているのではないでしょうか？　しかし、今度、スーパーの醤油売場でいろいろな醤油を手に取り、原料をチェックしてみてください。なかには意外な正体のものがあり、目が点になるかもしれません。

醤油は製造方式によって、「本醸造」「混合醸造」「混合」という3つのタイプに分けられます。「本醸造」とは、一般的に考えられている醤油のこと。日本で造られている醤油の約8割を占めています。

本醸造の製造では、まず蒸した丸大豆か脱脂加工大豆に、炒った小麦を合わせ、種麹(たねこうじ)を加えて麹を作ります。その麹に塩水を混ぜたもろみが、麹菌や酵母、乳酸菌などによって発酵、熟成されて醤油になります。本醸造ではこうして時間をかけて、植物性たんぱく質を微生物の力で分解・発酵させていくわけです。

これに対して、「混合醸造」「混合」タイプの醤油は、大豆そのものではなく、「アミノ酸液」という謎の液体を主な原料として製造します。アミノ酸液は大豆などの植物性たんぱく質を塩酸などで分解したもので、うま味成分が凝縮された液体です。

混合醸造の場合、もろみにアミノ酸液を加え、短期間で熟成させて造ります。混合の造り方はもっと簡単。生揚げ醤油（火入れとろ過をしていない前段階の醤油）にアミノ酸液を直接混ぜ合わせ、食品添加物などを加えて味を調整します。ちょっと醤油とは思えない造り方ですが、これも「醤油」を名乗ることが認められています。

さらに、一般には知られていませんが、この生揚げ醤油はほかから買い入れる場合があります。まさか⁉と耳を疑う業界の裏事情ですが、地方の中小メーカーのなかには、醤油の醸造自体を行っていないところが少なくないのです。

こうしたアミノ酸液を使った製法は、第二次世界大戦時に物資不足から考え出された〝代用醤油〟の流れ。近年、従来の丸大豆で造る醤油が見直されていますが、いまもこうした醤油が主流の地域は日本各地にあります。

みりん

「本みりん」と「みりん風調味料」は、まったくの別物だった

ある人が「みりん」を買おうと、商品が並ぶ棚に手を伸ばしたとき、ふと気付きました。「本みりん」と「みりん風調味料」、ふたつのタイプが並んでいたのです。見た目は同じような色合いで、安いのはみりん風調味料のほうですが……。

本物志向の人なら、やはり選ぶべきは「本みりん」でしょう。日本酒の一種で、実は飲んでも意外にイケるかもしれません。アルコール分を14％程度含んでおり、酒税法上でも酒類として扱われています。本みりんが通常の日本酒と異なるのは、蒸したもち米で仕込むこと。米麹の作用によってもち米が分解され、甘い風味のもとであるアミノ酸や糖類などが作られていきます。

本みりんの造り方は大きく分けてふたつ。昔ながらの伝統的な製法で造られるもの

は、じっくり醸造・熟成させるので、完成までに約2年もかかります。これに対して、いま多く見られる一般的な本みりんの場合、醸造アルコールや糖類、水飴なども加えて、2～3か月で手早く仕上げます。

一方、「みりん」を名乗ってはいるものの、似て非なるものが「みりん風調味料」。いろいろな種類があり、いずれもアルコール分をほぼ含んでいません。酒類とはみなされず、製造方法も手軽なので、本みりんよりも値段はかなり安めです。

みりん風調味料には、水飴やブドウ糖などの糖化液、調味料（アミノ酸など）、香料などを混ぜて製造するタイプのほか、塩水中で発酵させた原液に味付けする「塩みりん」、糖液に調味料（アミノ酸など）などを添加する「新みりん」などがあります。本みりんと同じような使い方ができますが、上品な甘みや深いコクにやや欠け、臭み消しや煮崩れ防止といったアルコールの作用も期待できません。

みりん風調味料に近い商品に、「料理用酒」があります。相当なアルコール分を含んでいますが、酒税法の対象外になるように、塩分を添加しているので要注意。調理の際は塩を少なめに使うようにしましょう。

米 酢

原料は米だけじゃない！
なぜ醸造アルコールが添加されているのか

寿司や酢の物はもちろん、ドレッシングなどにも大活躍する酢。スーパーの酢の売場には、米酢や穀物酢をはじめ、黒酢、リンゴ酢、ワインビネガー、バルサミコ酢など、酸味や風味、香りの異なるタイプがたくさん並んでいます。一般的によく使われるのは米酢と穀物酢。特に米酢はコクのある風味が特徴で、和食によく合います。

名称をそのまま受け取れば、米酢は米から作られるように思えます。しかし、瓶の裏にある食品表示欄を見たら、首をひねってしまうかもしれません。そこには多くの場合、「アルコール」という文字も書かれているからです。

このアルコールとは醸造アルコールのこと。サトウキビから砂糖を作る際に出る廃蜜やトウモロコシなどを原料とし、工業的に作られます。原料になるトウモロコシは、遺伝子組み換え作物である可能性が高いでしょう。

醸造アルコールはかつて、日本酒に大量に加えられて水増しされ、いまも純米酒以外には添加されています。酢にもこのいわゆる〝アル添〟が当たり前のように行われているのです。

なぜ、米酢に醸造アルコールを添加するのでしょうか? 大手メーカーは、マイルドでさわやかな風味にするためだと説明しています。一方、無添加にこだわる蔵のなかには、簡単に増量できるのに加えて、アルコール発酵という製造過程を省略できるからではないか、という見方をするところもあります。

米酢に醸造アルコールを加えても、もちろん違法ではありません。「日本農林規格」では酢1ℓにつき、米を40g以上使っていれば、「米酢」を名乗ることができます。しかし、実際には最低でも120gの米を使わないと、1ℓの酢を作ることはできないといわれています。国の規定からすでに、〝アル添〟を想定しているわけです。

本当の米酢を味わいたければ、「純米酢」をうたっているものにしましょう。本来の意味でのまろやかな香りを味わえます。

オリーブ油

安い「エキストラバージン」は、ニセモノの可能性大?

独特の芳香があり、からだに良いオレイン酸も多く含むオリーブ油。食用油のなかでも人気は高く、売場にはイタリア産やスペイン産などの多彩な商品が並んでいます。その最高品質のものが「エキストラバージンオリーブオイル」。オリーブの果実のみを原料とし、絞ったあとで精製されておらず、しかも酸度が0・8以下の高品質のものだけがこう名乗れます。

同じ売場に並んでいる「ピュアオリーブオイル」のほうが高級品では? こう思っている人もいるようですが、これは言葉の印象からくるカン違い。精製したオリーブオイルにエキストラバージンを少量加え、マイルドな風味にしたものがピュアオリーブオイルです。なお、これは日本だけの名称で、海外では通じません。

厳格な基準をクリアし、はじめて名乗れるはずのエキストラバージン。ところが、近年、世界的にニセモノが大量に出回っているようです。ラベルを貼り替えて単純にごまかすのはもちろん、植物エキスを添加して香りや色を加えたり、低品質のオイルを精製して味わいを調整したりすることもあるのだとか。こうした偽装エキストラバージンは、当然、日本にも入っていることでしょう。

偽装とまではいえないものの、本来、エキストラバージンとはいえない低品質のものも流通しています。日本オリーブ協会の品評会「国際オリーブオイルコンテスト」では、出品されたうち、規定を満たしていないものが約35％にのぼったとか。いま、お宅のキッチンにあるエキストラバージンも本物ではないかもしれません……。

実は、日本は低品質のオリーブオイルが出回りやすい国。というのも、なんと、日本農林規格（ＪＡＳ規格）には「エキストラバージン」の規定自体がないのです。このため、ニセモノを販売しても、規制の対象にすらならない可能性があります。

ニセモノをつかまされないためには、大手食品会社や信頼できるオリーブオイルメーカーの輸入品で、現地情報をしっかり開示しているものを選ぶのがいいでしょう。

そば

ほとんど〝うどん〟のそばが食品売場にはあふれてる!?

そば粉の割合にこだわる〝通〟が、市販のそばの裏事情を知ると、「そばをなめるな!」と激怒するかもしれません。

スーパーのめん売場で、安いそばの袋を裏返し、食品表示欄を見てみましょう。そこには真っ先に「小麦粉」と記されているはず。表示は割合の多いものから記すのが決まり。「そば」を名乗っていても、小麦粉のほうを多く使っているのです。

そばは縄文時代からあったとされる歴史の長い食べ物です。もともとは、いまでいう「十割そば」ばかり。つなぎをまったく使わず、そば粉と水だけで打っていました。小麦粉を混ぜるようになったのは江戸時代初期。打つときにまとまりやすいことから、一般に普及していき、いまも主流になっています。

現在、多くの専門店が打っているのは、小麦粉2、そば粉8の割合の「二八(にはち)そば」。小麦粉を使っているとはいえ、そば粉のほうがずっと多いので、そばならではの味と香りが十分楽しめます。

しかし、そば粉は値段が高いことから、安価な小麦粉をぐっと多く使ったものも作られています。食品売場に並んでいるのは、ほとんどがそういったそばです。生めんの場合、そば粉の比率が30％以上であれば「そば」を名乗れる、という決まりがあります。小麦粉が倍以上入っていても、そば……まさかの取り決めです。

さらに驚かされるのが、乾めんの取り決め。そば粉の比率が極端に低くても、包装に割合を表示しさえすれば、「干しそば」を名乗れることになっています。そば粉が30％以下なら「2割」「20％」、10％より少ない場合は「1割」「10％未満」などと記載すればOK。驚くなかれ、「二八そば」ならぬ、「八二そば」や「九一そば」があるというわけです。

こうしたそばは、もはや〝細くて茶色いうどん〟。そば好きの人が生めんや乾めんを買う場合、必ず食品表示欄をチェックしたほうがよさそうです。

輸入レモン

輸入レモンの防カビ剤は、れっきとした農薬だった！

スーパーの果物売場には一年中、ツヤツヤした輸入レモンやオレンジが並んでいます。間違っても、表面に白いカビがふいていることはありません。それもそのはず、これらには、本来は農薬である「防カビ剤」がたっぷりかけられているからです。

こうした柑橘類(かんきつるい)は、アメリカなどで収穫されたのち、日本まで船便で海を渡ってきます。輸送は長期間にわたるので、カビの発生や腐敗の防止などを目的に農薬が使われるのです。防カビ剤はバナナにも使うことが認められていますが、いまはほとんど使われておらず、薬剤による「燻蒸(くんじょう)処理」が行われています。

この防カビ剤のような使い方がされる農薬を「ポストハーベスト農薬」と呼びます。「ポスト」とは「〜の後」、「ハーベスト」とは「収穫」の意味。つまり、収穫後に使われる農薬を意味します。

しかし、厳密にいえば、この言い方は間違っています。というのも、日本では収穫後の農薬使用が禁止されているからです。にもかかわらず、現実に使用されている防カビ剤はれっきとした農薬。ちょっと、わけがわからなくなってしまいます。

このカラクリを理解するには、オレンジの輸入がはじまった１９７７年までさかのぼらなければなりません。

日本は当初、アメリカが防カビ剤を使うことに抵抗していました。当時からすでに、危険性があるという評価があったからです。しかし、アメリカは使用することを強硬に主張。日本はその圧力に負けてしまい、「農薬」では許可できないため、「添加物」として許可することにしたのです。

防カビ剤については、最大残存量などが定められており、安全性が確認されていると、国は言っています。けれども、元々は許可を渋った危険な農薬。裏事情を知ってしまうと、すすんで食べる気にはなれないかもしれません。ばら売りの場合でも、使用の表示が決められているので、ＰＯＰなどをチェックしましょう。

交雑種

その正体は、ホルスタインと黒毛和種のかけ合わせだった

肉売場に並ぶ国産牛の牛肉パックには「国産牛（ホルスタイン）」、または「国産牛（交雑種）」などと表示されることがあります。

「ホルスタイン」とは、乳牛を代表する品種。白黒のまだら模様でおなじみの牛です。ホルスタインのメスはミルクを生産するために長く飼育されますが、オスは乳牛としての価値がありません。そこで、生まれたら食肉用としてほどなく出荷。栄養価の高い飼料を与えられて肥育され、1歳4か月から2歳くらいのときに肉として利用されるのです。

とはいえ、ホルスタインは牛乳をたくさん生産することを目的に改良された品種です。このため、肉質はさほどいいとはいえず、残念ながら、肥育しても和牛のような

霜降り肉にはなりません。そこで開発されたのが「交雑種」です。

交雑種とは、品種の異なる牛を交配した一代雑種のこと。一般的にはホルスタインのメスと黒毛和種のオスをかけ合わせます。

黒毛和種の血が半分入っているため、交雑種の肉にはホルスタインの肉よりも脂が多いのが特徴です。黒毛和種と比べると病気にも強く、成長が早いといった特性もあります。毛の色は基本的に父親似の黒毛で、一部に母親由来の白い斑点が出ることもあるようです。

交雑種が多く出回るようになったのは、1991年に牛肉の輸入自由化がはじまってから。安い外国産牛肉に対抗するため、ホルスタインよりも高品質で、和牛よりは低価格の国産牛肉として、盛んに生産されるようになりました。コストパフォーマンスの点から、消費者にはかなり魅力的な牛肉ではないでしょうか。

和牛よりも飼育しやすいことから、酪農家の多角経営にも利用されている交雑種。生産は酪農の盛んな北海道が最も多く、鹿児島県や宮崎県などが続きます。

成型肉

サイコロステーキ肉が有名だけど、ほかにもさまざまな形状のものが…

ステーキはどんな焼き方がお好みですか？「やっぱり、レアが一番！」という人は、調理する前にパックの表示を必ずチェックしましょう。「ステーキ（成型肉）」、あるいは「あらかじめ加工処理しておりますので、必ず中心部まで加熱してください」といった表示があった場合、食中毒を起こす危険があります……。

「成型肉」の原料は、普通なら捨てるようなくず肉や内臓肉など。これらを結着剤を使って固め、一見、ステーキのような形状に仕上げます。

もともとの肉質が悪いため、成型肉には大豆たんぱくやビーフエキス、調味料（アミノ酸など）といったさまざまな食品添加物が使われています。乳成分やゼラチンといったアレルギー物質を使用していることもあり、表示を見逃せば事故にもつながりかねません。スーパーの食肉売場では、特に「サイコロステーキ」を名乗っているものに多く見られます。外食産業でもよく使われているようで、あまりにも激安なステーキ店のステーキは、この成型肉ではないかと疑いたくなります。

成型肉といわれるものは、くず肉を貼り合わせたものばかりではありません。「筋切り加工」(テンダライズ処理)といって、刃物で肉内部の固い筋や繊維をあらかじめ切っているものもあります。この処理を施しても、見た目は普通のステーキと変わらないので、表示をちゃんとチェックしなければわかりません。

「インジェクション加工」という技術を使った成型肉も作られています。生け花で使う剣山のような注射針を使って、肉の内部に牛脂を一気に注入! それだけで、まるで黒毛和種の肉のような〝霜降り肉〟ができあがるという寸法です。

いずれの加工技術を使った成型肉も、加工の段階で、肉の内部に病原菌が入り込む可能性があります。実際、筋切り加工した成型肉により、O‐157による広域食中毒が発生したことも……。安いけれど危険性のある肉か、少々高くても安全な肉か、選ぶのは消費者自身です。

ラクトアイス

なんと、乳脂肪分ゼロ。なのにアイスクリームっぽい味わいなのは…

コンビニなどで、さまざまな種類のものが売られているアイス類。そのなかに、「ラクトアイス」と呼ばれるタイプがあります。「ラクト」とはラテン語で「乳」という意味。実態とはかなりかけ離れたネーミングです。アイス類のなかで、乳固形分と乳脂肪分が最も多いのが「アイスクリーム」、次に多いのが「アイスミルク」、乳固形分がさらに少なく、乳脂肪分はゼロなのが「ラクトアイス」なのです。

本来、あっさりしているはずなのに、ラクトアイスにはアイスクリームっぽい味わいがあります。これは植物油脂を添加しているから。そのため、カロリーはけっこう高い場合があるので要注意です。風味を加えるため、使われている食品添加物が多いことも覚えておきましょう。

第７章

「おなじみ食品」には裏がある！

毎日のように口にする
おなじみの食品やお菓子、ドリンク類。
こうした身近なものに隠された
とても興味深い裏事情を
たっぷり明かしましょう。

サラダ油

オリーブ油はオリーブ、ゴマ油はゴマが原料。では、サラダ油は何から作る？

イタリアンならオリーブ油、中華に欠かせないゴマ油、ヘルシーさで人気のエゴマ油、最近主流のキャノーラ油。食用油売場にはさまざまな種類の油が並んでいます。そういったなかでも、昔からよく使われてきたものが「サラダ油」です。

このサラダ油、なぜだか、ほかの食用油とは呼び名の由来が違います。ほとんどの食用油の名称はオリーブ、ゴマ、エゴマ、キャノーラ（菜種の一種）、大豆、米、パーム、ひまわり、ココナッツなど、いずれも原料に由来しています。

しかし、サラダ油の場合、呼び名の由来は原料ではなく、「サラダ」という用途。これはその名の通り、ドレッシングやマヨネーズなどに利用して、サラダにかけることを前提に作られたからです。

油は本来、冷えると固まってしまうので、ドレッシングには使いづらいところがあります。この欠点を解消するため、サラダ油は製造段階で念入りに精製。固まる原因である蝋（ろう）分を取り除き、冷えてもサラサラの状態を保つように工夫した高級食用油なのです。もちろん、炒め物や揚げ物に使うこともできます。

では、サラダ油は何から作られるのでしょうか？　何も特別なものではなく、多くの場合は菜種と大豆を原料としています。一般的なキャノーラ油や大豆油もドレッシングに使えますから、商品としての呼び名が違うだけで、実はこれらもサラダ油の仲間といっていいでしょう。

サラダ油と同じく、用途由来の呼び名を持つ食用油はほかにもあります。「白絞油（しらしめゆ）」とも呼ばれる「天ぷら油」です。サラダ油よりも精製度が低い食用油で、コシが強くてうま味も多いため、ドレッシングよりも揚げ物に適しています。原料はサラダ油と同じく、菜種や大豆などです。

天ぷら油は近年、食品売場ではあまり見かけなくなりましたが、いまも業務用として盛んに生産されており、食品加工や飲食店などでよく使われています。

マーガリン

製造過程で生じる「トランス脂肪酸」が、心臓病のリスクを高める

スーパーのバター売場に、「バター」以上に多彩な種類が並んでいる「マーガリン」。動物性脂肪の「バター」に比べて、「マーガリン」は植物性脂肪だから、からだに良い。以前はよく、こんなふうにいわれていました。しかし、時代は劇的に変わり、いまではマーガリンの健康に与える悪影響が問題視されています。

マーガリンの主な原料は、本来、常温では液体の植物油脂。これに発酵乳や乳化剤などを加え、水素を添加して、常温でも固形になるように加工しています。

問題視されているのは、製造の過程でマーガリンに生じる「トランス脂肪酸」という油の一種。自然界にも一部、牛脂や乳脂肪などに少量存在しますが、マーガリンなどに含まれる人工的なトランス脂肪酸のほうがはるかに大きな問題です。

トランス脂肪酸を多く摂取すると、血液中のLDLコレステロール(悪玉コレステロール)が増える一方、HDLコレステロール(善玉コレステロール)が減って、心臓病のリスクを高めるといわれています。近年、世界保健機関(WHO)も、トランス脂肪酸の健康に与える影響に注目。摂取量を総カロリーの1%未満にするように勧告しています。

世界的に見ても規制の強化が進んでおり、アメリカでは「一般的に安全とは認められない」として、2018年6月までに全廃する方針を決めました。ほかにも規制や含有量の表示義務、自主的な提言措置などを行っている国が数多くあります。

ところが、日本では何ら規制の対象になっていません。これは日本人のトランス脂肪酸の摂取量が少なく、平均すれば総カロリーの0・3%だというのが理由です。

しかし、2010年に日本ではじめて行われた本格的な調査によると、30~60代の女性の約3割が、総カロリーの1%以上をトランス脂肪酸から摂取しています。多く含まれるスナック類を好むのが大きな原因かもしれません。日本人も普段の食生活を見直す時期にきているのではないでしょうか。

ホットケーキ粉

ベーキングパウダー入りは、できれば子どもに食べさせたくない、その理由とは

子どもが大好きなホットケーキ。その材料であるミックス粉は何十年も前から、スーパーの粉売場に必ず並んでいます。ところが、この人気の長い商品のなかには、気になる成分が含まれている場合があります。それも、わずかな量ではありません。

明らかになったのは、東京都健康保健安全研究センターが２０１０年に行った調査から。ミックス粉６種やクッキーをはじめとする焼き菓子57種など、１０７製品を調べたところ、ミックス粉３種、焼き菓子27種からアルミニウムを検出したのです。

含まれていたアルミニウムの量は、ミックス粉では１g当たり最大０・５３㎎、焼き菓子では最大０・３７㎎でした。実際に食べる量に換算すると、ホットケーキ１枚に27㎎、パウンドケーキ１切れに19㎎が含まれていることになります。

世界保健機関（WHO）などによると、アルミニウムの1週間の耐用摂取量は体重1kg当たり1mg。パウンドケーキなら体重19kg（幼稚園年長組ほど）以下の子ども、ホットケーキなら体重27kg（小学3年生ほど）以下の子どもが週1回食べるだけで、この耐用摂取量を超えてしまうのです。週2回以上、あるいは一度に2枚以上食べる場合は、体重がその倍の子どもでもオーバーすることになります。

こうしたアルミニウムは、ベーキングパウダー（ふくらし粉）に含まれる「ミョウバン」に由来するもの。ミョウバンは昔から使われている食品添加物で、名前を聞いたことはあるのではないでしょうか。しかし、その本当の名称が「硫酸アルミニウムカリウム」、または「硫酸アルミニウムアンモニウム」だと聞けば、イメージががらっと変わるかもしれません。

この調査後、大手メーカーなどは製造にミョウバンを使わないミックス粉を開発し、「アルミフリー」と表示して販売しています。小さな子どもがいる家庭では、こちらの商品を使うのがいいでしょう。ベーキングパウダー入りの焼き菓子類については、なによりも食べ過ぎないのが肝心です。

チョコレート

日本の「チョコレート」は、世界の基準から遠く離れた〝まがい物〟かも

ビターなタイプから、ミルクたっぷり、洋酒やアーモンド入りまで、売場を彩るチョコレートはバラエティー豊か。でも、それらのほとんどが本来、「チョコレート」とは呼べないようなお菓子だとしたら……。

チョコレートの本場とされるのは、ベルギーやオランダ。これらの国の人たちが日本のチョコレートの〝正体〟を知れば、「こんなものはチョコレートじゃない！」と怒り出すかもしれません。

これらの国々では、古くから原料にこだわってきました。なかでも、「認める」「認めない」で、熱い議論が交わされてきたのが植物油脂。「認めない」派は、油脂はココアバターを使うのが当然、植物油脂なんて邪道だ、という考え方を譲りません。

1997年になって、EUはようやく、植物油脂を5％までに限って使用することを認めました。しかし、それでもベルギーやオランダでは、植物油脂を使ったものはチョコレートではないとしています。

これに対して、日本では植物油脂に関して、どのように考えているかといえば……実はまったく考えていません。公正取引委員会の規約に、植物油脂についての取り決めが一切ないのです。

つまり、植物油脂を加える割合はメーカー任せ。ヨーロッパのようなこだわりはどこにもなく、どれほど加えても問題はありません。口どけを良くするため、相当な量を加えているのは間違いないでしょう。日本のチョコレートは残念ながら、世界の基準から遠く離れた〝まがい物〟かもしれないのです。

日本で重要なのは、ココアバターの分量。18％以上のものを「チョコレート」、3％以上18％未満のものを「準チョコレート」と呼んでいます。しかし、食品表示欄を見ると、多くの商品で真っ先に記されているのは砂糖。本当のチョコレート好きの人なら、砂糖の前にココアバターやカカオマスを表示している商品がおすすめです。

味噌・梅干し

昔からの保存食なのに、賞味期限があるのはなぜ？

味噌や梅干しは冷蔵庫のない時代からある、古くからの保存食。常温下でも、長い期間、品質は変わらないはずです。しかし、スーパーの売場に並んでいる商品を手に取ってパッケージを見ると、なぜだか賞味期限が記載されています。

味噌の場合、本来の味わいを楽しめる期間ということで、賞味期限は設定されています。とはいえ、期限を過ぎても腐ることはないようです。

ただし、長くおいしく味わえるのは、正しく保存をした場合。直射日光が当たる場所に置いたり、ふたを開けたままだったりすると、当然、風味は早く損なわれ、変色などもはじまります。

味噌は常温でも保存できますが、温度も湿度も低い冷蔵庫に入れておくのがベター。

さらに良いのは冷凍室で保存することです。酵母が活動しなくなるので、それ以上発酵は進まず、変質もしません。でも、凍るでしょ……と思われるかもしれませんが、味噌は塩分が高いため、家庭用の冷凍庫程度の低温では凍らないのです。

保存する場合、重要なのはできるだけ空気に触れさせないこと。ジッパー付き保存バッグなどに入れて密閉し、冷凍庫で保存すれば、半永久的にといってもいいくらい利用することができます。

梅干しの場合、賞味期限の長さは塩分濃度によって変わってきます。現代風の減塩梅干しなら当然、賞味期限は短くなり、いつまでも保存することはできません。冷蔵庫で保存し、開封後はなるべく早く食べるようにしましょう。

これに対して、昔ながらの梅干しの塩分濃度は20％程度もあります。賞味期限は1年程度と表示されているようですが、本来、このタイプの梅干しは何年も保存することが可能です。

この昔ながらの梅干しに限り、常温で保存ＯＫ。保存するうちに熟成し、味わいはさらにまろやかになっていきます。

カット野菜

食品表示ではわからない、新鮮さを保つための知りたくなかった秘密とは

皿に移してドレッシングをかけるだけで、あっという間にサラダのできあがり。とても便利なことから、スーパーの野菜売場ではさまざまな「カット野菜」を販売しています。でも、なぜ新鮮さを長く保つのか、ちょっと不思議ではありませんか？しおれると商品価値がなくなるので、カット野菜の製造工程では殺菌作業をしっかり組み込んでいます。昔からよく使われてきたのは、次亜塩素酸ナトリウムという塩素系の漂白・殺菌剤。カットされた野菜はこの溶液でしっかり洗浄し、表面に付いている菌を取り除きます。

かつてのカット野菜のなかには、袋を開けたときに消毒薬のような臭いがするものがありました。この次亜塩素酸ナトリウムが残留していたのが原因でしょう。近年は

製造工程が改良され、殺菌後、大量の水で徹底的に洗浄する、あるいは次亜塩素酸ナトリウム以外のもので殺菌することによって、嫌な臭いはしなくなっています。

野菜は袋に詰める前に防腐剤を添加し、さらに長持ちするようにします。防腐剤と聞くと、なんだか嫌な感じがしますが、表示には一般の人たちには正体が不明の「PH調整剤」という名で記されます。

このような製造工程によって、新鮮を保っているカット野菜。しかし、食品表示欄に記されているのはPH調整剤のみです。たとえ次亜塩素酸ナトリウムが使われていても、名前はどこにもありません。これは食品表示のカラクリのひとつ。実際に添加物が使われ、食品に残留していても、わずかな量であると認められた場合、表示しなくてもいいことになっています。この場合、殺菌後の洗浄によって、次亜塩素酸ナトリウムはほとんど洗い流されているというわけです。

調理の時短ができるカット野菜ですが、食べるまでの間、栄養分が流出し続けています。ビタミンCは7割程度減っているという数値もあるので、この点も理解したうえで、使うか使わないかを決めたいものです。

ミネラルウォーター

実は水質検査のクリア項目が、「水道水」の3分の1という事実

「水道水」は安全とはいえない。こう考える人たちに人気なのが「ミネラルウォーター」です。スーパーやコンビニのドリンク売場には、国内外の人気ミネラルウォーターがずらりと並んでおり、どれを選んだらいいのか迷ってしまいます。

しかし、毎日飲む水をわざわざ買わなければいけないほど、日本の水道水は安全ではないのでしょうか？　ミネラルウォーターのほうが危険な物質が少なく、安心して飲めるのでしょうか？

まず、水道水とはどういうものなのか、見てみましょう。水道水の定義は「水道法」に明記されています。

簡単にいうと、①病原菌に汚染されていない、②有毒物質を含まない、③有害物質

を含まない、④異常な酸性・アルカリ性ではない、⑤臭みがない、⑥無色透明であること。これらの条件にあてはまるのが水道水です。

水道水もミネラルウォーターも、実際に利用されるには、水質検査をクリアしなければなりません。実は、その検査内容を見ると、水道水のほうがミネラルウォーターよりもはるかに厳しいのです。

水道水の検査は51項目。これに対して、ミネラルウォーターは約3分の1の18項目の検査しかありません。検査の内容についても、より高い安全性が求められているのは水道水のほうです。たとえば、含まれるヒ素の量の基準については、水道水のほうが約5倍も厳しい数値になっています。

水道水は加熱殺菌されないので、殺菌のために塩素を加えなければなりません。そのカルキ臭さがイヤ……という人も多いでしょうが、浄水器を付けることによって解決できます。

近年、悪者扱いされることが少なくない水道水ですが、もっと見直されてもいい存在なのではないでしょうか。

ボトルドウォーター

売っている水でも中身はいろいろ。原材料が水道水ってことも！

透明なボトルに詰められた、おいしそうな水。当然、「ミネラルウォーター」だと思って買ったら、ボトルには「原材料／水道水」と表示されていた……。まさか、そんな？と思われるかもしれませんが、これは実際に起こり得ることです。

ミネラルウォーター類は処理の仕方や含まれる成分の違いなどによって、4つに分類されます。

①「ナチュラルウォーター」……地下水を原水とし、沈殿やろ過、加熱殺菌以外の物理的・化学的な処理を行っていないものをこう呼びます。

②「ナチュラルミネラルウォーター」……「ナチュラルウォーター」のなかでも、ミネラルをたくさん含むものだけがこう名乗れます。最も品質に優れ、一般的に「ミネ

ラルウォーター」と思われているのはこのタイプ。水が地下にとどまっているうちに、地層に存在する無機塩類（ミネラル）がじわじわ溶けたものです。

③「ミネラルウォーター」……「ナチュラルミネラルウォーター」の品質を安定させるために、何らかの処理を加えたものはこの分類になります。ミネラル分を調整したり、水を空気にさらして酸素などを溶け込ませたり、複数の水源から採った「ナチュラルミネラルウォーター」を混ぜ合わせたりしたものです。

④「ボトルドウォーター」……以上3タイプ以外のミネラルウォーター類をこう呼びます。水道水や蒸留水、不純物を取り除いた純水などのことで、水を処理する方法に制限はありません。「原材料／水道水」という表示のものは、このタイプです。

水道水を原料とした「ボトルドウォーター」はアメリカからの輸入品に多く、国産でも井戸水をろ過したり、イオン水を詰めたりしたものなどが見られます。

また、いろいろな地方の自治体が、「うちの水はおいしい！」とPRするため、水道水をボトルに詰めたものも少なくありません。一般に販売されるほか、イベントなどの際に無料で配布されることもあります。

数の子

なぜか数の子にだけ、使用禁止の〝漂白〟が許されている!

おせち料理に欠かせない「数の子」は、とてもきれいな黄色をしています。しかし、ニシンの卵巣は本来、薄い茶色で、血が付いていることもあります。この食指が伸びそうもない卵巣を、美しい数の子に変身させるのが、「過酸化水素水」という魔法の薬。消毒薬のオキシドールの成分で、強い漂白・殺菌効果があります。

この過酸化水素水、実は発がん性が疑われていることから、いまは原則として食品に対する使用が禁止されています。以前は使っていたゆでめんやかまぼこなどは、すでに別の食品添加物に移行しました。しかし、数の子だけは、使用後に酵素で分解するなど、残留させないことを条件に使用を認められています。気になる人は、無漂白の数の子を取り寄せるなどしましょう。

第8章

「食品表示」には裏がある!

食品添加物が気になる人は
少なくないでしょう。
買い物かごに入れる前に、
表示欄をしっかりチェックし、
買うかどうかを決めましょう。

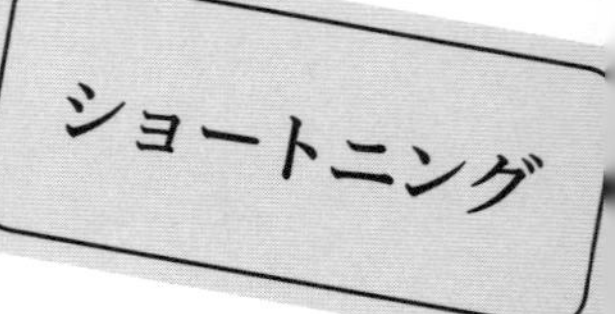

お菓子の材料だけど、アメリカでは全廃を決めた「トランス脂肪酸」がたっぷり！

最近、マーガリンが健康に与える問題点について、よく知られるようになってきました。家でトーストを食べるとき、マーガリンではなくバターを使う人が昔よりも増えていることでしょう。

けれども、あなたがスナック類が大好きで、ファーストフードの揚げ物もしょっちゅう食べているなら、日ごろ、いくらマーガリンを避けていてもさほど意味はありません。あなたの大好物には、マーガリンと同じような性質の油がたっぷり使われているからです。この特殊な油のことを「ショートニング」といいます。

ショートニングはマーガリンと同様、主に植物油を原料とし、水素を添加することによって、バター状の固形の油にしたものです。マーガリンとの違いは水分や乳成分を含まないこと。より純度の高い固形の油脂で、味や香りはまったくありません。

マーガリンの成分で問題視される「トランス脂肪酸」という油の一種は、当然、このショートニングにも含まれています。トランス脂肪酸を過剰摂取した場合、心臓病の発症リスクを高めることが報告されており、アメリカが全廃することを決めるなど、世界各国で規制する方向に進んでいます。

そうしたなか、トランス脂肪酸に関して、何ら規制の動きがないのが日本です。ショートニングを使うと仕上がりがパリッとするので、スナック類や焼き菓子、パン、ファーストフード店の揚げ物など、幅広い食品に使用されています。今度、スーパーやコンビニの菓子売場で、いろいろな商品の食品表示をチェックしてみてください。圧倒的多数がショートニングを使っていることに驚くのではないでしょうか。

日本人は一般的に、トランス脂肪酸の摂取量は多くないとはいわれています。しかし、日ごろの食生活次第では、欧米人並み、あるいはさらに多くの量を摂取してしまう可能性があります。スナック類やファーストフードが大好きな人は、ちょっと控えることを考えてみてはどうでしょう。

ブドウ糖
果糖液糖

アメリカでは使用を制限!? 多くの食品で使われている「異性化糖」とは

最近、多用されている天然甘味料が、ブドウ糖と果糖の混合液です。ブドウ糖が多い場合は「ブドウ糖果糖液糖」、その逆なら「果糖ブドウ糖液糖」と表示。「異性化糖」と表示されている場合もあります。

スーパーのドリンクやアイスの売場で、試しにいくつかの商品を手に取り、食品表示欄をチェックしてください。相当な割合の商品に、このタイプの甘味料が使われていることがわかるでしょう。ブドウ糖は炭水化物に含まれる糖類で、果糖は果物の甘さのもと。どちらも天然の糖類なので、甘味料として使われていても、多くの人はまったく問題ないと思いそうです。

異性化糖が世界で最も使われてきたのはアメリカ。砂糖の一大生産地、キューバと国交断絶したのち、砂糖の代用品として、トウモロコシなどから大量に生産され、あらゆる食品に使われてきました。異性化糖はアメリカの食文化を支えてきた、といっても過言ではありません。そのアメリカでいま、使用を制限する動きが広まっています。肥満や高血圧、糖尿病などの原因になると強く疑われているからです。

異性化糖の成分のひとつ、ブドウ糖には問題はありません。ブドウ糖を摂取すると、血糖値が上がってインシュリンが分泌されますが、同時に食欲を抑える物質も分泌。この結果、満腹感を得られるので、食べ過ぎを自然と防ぐことができます。

問題なのは、異性化糖のもう一方の成分である果糖。ブドウ糖とは違って、血糖値やインシュリン、食欲を抑える物質の分泌に関与していないのです。このため、果糖を摂取しても満腹感を覚えにくく、つい食べ過ぎてしまいます。

果糖を果物で摂取する場合、食物繊維やさまざまな栄養もいっしょにとるので、こうした働きは抑えられます。しかし、液体の添加物としてからだにとり入れたら、ストレートに作用し、悪影響が出やすいと考えられています。特にドリンク類には大量に含まれており、しかも過剰摂取しやすいので注意が必要です。

人工甘味料

砂糖より低カロリーなのに、糖尿病のリスクが高まる？

食品売場にあふれる「カロリーゼロ」「糖類ゼロ」タイプの食品。これらには低カロリーながら、信じられないほど甘い人工甘味料がよく使われています。食品表示にあるアスパルテームやアセスルファムKなどが、代表的な人工甘味料です。

当然、こうした「ゼロ」タイプのものは、砂糖を使った類似商品よりも太りにくいはず。だれもがこう思うことでしょう。

食品そのものに含まれるカロリーが原因で太るかどうかといえば、当然、「ゼロ」タイプのものは太りにくいといえます。しかし、間接的に肥満の原因となり、糖尿病につながる可能性もある、という見方も少なくありません。

その根拠となるのは、人工甘味料は非常に甘い反面、舌が甘さを感じ取っても、そのことが脳まで届かないという考え方。このため、かなり食べても満腹感を得にくく、食欲を抑えなさいという指令も出しにくいので、食べ過ぎてしまうというわけです。

インシュリンに関する報告も見逃せません。インシュリンには血糖値を下げる働きがある一方、脂肪の分解を抑える作用も持っています。人工甘味料とインシュリンの関係についての研究は複数あり、アセスルファムKやスクラロースを摂取すると、マウスや人のインシュリンの分泌量が大きく増えたといいます。

人工甘味料をとるたびにインシュリンが分泌されるのであれば、膵臓（すいぞう）の負担も少なくないかもしれません。このことから、長い目で見れば糖尿病の恐れもあるのではないか、ともいわれています。

こうした仮説を裏付けるのが、２０１４年に学術雑誌『ネイチャー』に発表された論文です。実験では、水や砂糖を飲ませたマウスと、人工甘味料入りの水を飲んだマウスの健康状態を比較。後者のほうに「糖尿病予備軍」が多かったというものです。

人工甘味料の安全性については、激しい議論が続いています。毛嫌いする必要はないかもしれませんが、少なくとも、こうした情報に目を光らせておきたいものです。

ソルビトール

食べ過ぎると、おなかが…
加工食品に使われる甘味料の数々

「糖類ゼロ」「砂糖ゼロ」をうたう食品はもちろん、一般的な加工食品にも、ソルビトールなどの甘味料はごく普通に使われています。いまやスーパーの食品売場で、甘味料入りの食品が並んでいない棚を探すほうが難しいかもしれません。

しかし、やはり食品添加物には違いないので、良いイメージがないのは確か。多用されている甘味料の安全性に問題はないのでしょうか？

実は、気になるところはいくつかあります。見過ごせないのは、ソルビトールに代表される「糖アルコール」タイプの甘味料を使った食品には、「食べ過ぎると、おなかがゆるくなることがあります」といった注意文が記されていることです。

砂糖やでんぷんなどの多くの糖質は、食べたものが胃や小腸で分解されて、小腸で吸収されます。ところが、糖アルコールの仲間は小腸では分解されません。大腸まで進んで、ようやく大腸内の細菌の働きによって分解、吸収されます。

しかし、大腸の主な働きは水分を吸収することです。糖アルコールを摂取すれば、その処理に追われるので、本来の働きがおろそかにならざるを得ません。吸収できなかった水分は、便とともに排出されることになります。このため、なにかにあたったわけでもないのに、下痢や軟便になってしまうのです。

糖アルコールにはソルビトールのほか、キシリトール、マルチトール、エリトリトールなどがあります。日ごろからおなかがゆるくなりがちな人は、これらの名を覚えておいて、できるだけ避けたほうがいいかもしれません。

甘味料の安全性については、ほかにもさまざまなことがいわれています。最も問題視されてきたのはサッカリンです。発がん性が疑われると何度もいわれてきましたが、いまも禁止されてはいません。

現在使用されている甘味料は、もちろん、国が認可したものです。しかし、評価は時代によって変わる場合もあり、すべてが解明されているわけではありません。

ワインの酸化防止剤

「問題ない」「肝臓に悪い」など諸説アリ。ただし、食品表示法での上限値は…

近年、安くておいしい外国産がたくさん出回るようになり、国産の品質も上がってきたワイン。売場に並ぶ種類も非常に多彩で、デイリーワインを楽しむ人がぐっと増えてきました。しかし、ワインにはちょっと気になることがある……という人がいるかもしれません。ビールや日本酒、焼酎など、ほかのアルコール類の食品表示にはない「酸化防止剤（亜硫酸塩）」という添加物が使われているからです。

亜硫酸塩という名は、いかにも工場で化学的に生産される物質のように思えます。しかし、実は紀元前のエジプト、あるいはローマ時代あたりから、ワインの添加物として使われてきました。当時は硫黄（いおう）を焚（た）いた煙によって、ワインを貯蔵する樽を消毒していたといわれています。

現在も、一般的な製造方法では亜硫酸塩の使用が欠かせません。亜硫酸塩には抗酸化作用があり、ワインが酸化して風味が変わるのを防ぎます。殺菌作用もあるので、細菌などの繁殖を防ぐこともできます。フランスではワイン製造の際、亜硫酸塩を必ず添加しなければならない、と決められているほどです。また、厳しい規定のあるオーガニックワインについても、亜硫酸塩の使用は許されています。

長い歴史があり、ワインの本場でも認められている亜硫酸塩。問題はないという意見も多いのですが、その一方で、肝臓に悪影響を与えるという見方もあります。

どちらの説が正しいのか、判断は難しいところ……。ただ、世界保健機関（ＷＨＯ）が、亜硫酸塩の１日の推奨許容摂取量を「体重１kgあたり０・７mg」と定めているのは事実です。体重60kgの人なら、１日の摂取量の上限は42mgになります。

一方、食品表示法では「ワイン１ℓあたり３５０mg以上の残留」を禁止しています。この上限値で計算すると、１日に飲めるワインは１２０mℓまで。これはちょうどグラスワイン１杯程度の量にあたります。ほとんど毎日、許容量をオーバーしている人も多そうですが……。やはり飲み過ぎは慎み、休肝日を作ることも大切でしょう。

調味料（アミノ酸）

たいていの加工食品に使われているけど、いったいどんな調味料なのか？

スーパーの食品売場で、適当に加工食品を手に取って、瓶や袋の食品表示欄を見てみましょう。驚くほどの高い割合で、「調味料（アミノ酸）」の表示が見つかるはずです。これはいったい、どういったものなのでしょうか？

「調味料（アミノ酸）」の代表的な成分は、カッコ書きで表示されている通りのアミノ酸。20種類以上の物質があるなか、最も名前を知られているのが「グルタミン酸ナトリウム」。あのポピュラーな「うま味調味料」の主成分として有名です。

こうした調味料は「化学調味料」とも呼ばれます。この言葉のイメージから、化学的に合成されるものばかりだと思いたくなりますが、実はそうでもありません。グルタミン酸ナトリウムは、もともとは昆布などに含まれるうま味成分。いまは農作物を原料として作られています。

主な原料は、サトウキビを絞って作る糖蜜やタピオカのでんぷん。これらにグルタミン酸生産液を加えて発酵させると、菌の作用によって、糖分がグルタミン酸に変わります。これを取り出して結晶にし、乾燥させて粉末や顆粒にすれば、食品表示で「調味料（アミノ酸）」を名乗るグルタミン酸ナトリウムのできあがりです。

こうした発酵を利用した製造方法は、醤油や味噌、日本酒、ワインなどと似たようなもの。特に気になる工程はないでしょう。

調味料にはアミノ酸のほかに、核酸、有機酸、無機塩があります。イノシン酸ナトリウムなどの核酸は、やはり糖蜜などを発酵させて製造。有機酸と無機塩のほとんどは化学的な合成によって製造されます。

こうした調味料の安全性を問題にする見方もあり、さまざまな加工品のジャンルで無添加のものが販売されています。また、なんでもかんでも添加されることにより、味覚の画一化を促すことのほうが問題ではないか、ともいわれます。特に子どものいる家庭では、家で食べる料理には使用しないという考え方もあるでしょう。

イーストフード

同じくパンに使われる「イースト菌」とは、まったくの別物で…

スーパーやコンビニのパン売場には、食パンから菓子パン、調理パンまで、バラエティー豊かなパンが並んでいます。そうしたパンのほとんどに使われているのが、「イーストフード」。これはパンを発酵させるのに使う「イースト菌」のことなのでしょうか？

イースト菌は、パンを作るのに欠かせない「酵母」の一種。この酵母の働きによって生地が発酵し、パンは膨(ふく)らんでいきます。

パン酵母には大きく分けて、2種類のものがあります。ひとつは、果物や植物の皮などに付いているものを培養した「天然酵母」。もうひとつがイースト菌で、自然界にある数多くの酵母のなかから、パン作りに適した種類を選び出し、純粋培養して作ったものです。

さて、イースト菌とイーストフード。名前がよく似ているので、同じようなものだと思ってしまいそうです。しかし、このふたつは性質がまったく違います。イーストフードとは、イースト菌のためのフード。つまり、パン酵母がより活発に働くように、その栄養源として与えるものです。

イーストフードはイースト菌とはかけ離れた物質で、化学的に合成される食品添加物の総称です。イースト菌の栄養源として、使用が認められている化学物質は16種類。では、名前をいくつかあげてみましょう。

リン酸カルシウム、硫酸カルシウム、炭酸カルシウム、塩化アンモニウム、硫酸アンモニウム、炭酸アンモニウム、グルコン酸カリウム……。こうした化学物質を一括して表示したものがイーストフード。すべて、国が食品添加物として認めているものですが、なかには健康に対する懸念があるといわれるものも含まれています。

化学物質とはいえ、大量に摂取するわけではないので心配はいらないでしょうが、気になる場合は、素材にこだわるパン屋などで買うほうがいいかもしれません。

かんすい

「中華めん」には欠かせないモノだが、果たして健康への影響は？

食品売場のめんコーナーやコンビニに並ぶ、多彩な生めん、インスタント乾めん、カップめん。タイプは違っても、ほとんどのラーメンに使われているのが「かんすい」です。中華めん独特の調味料と思っている人がいるかもしれませんが、それは間違い。かんすいは中華めんならではのコシや舌触りを作るために添加する成分です。

中華めんやうどんの製造では、小麦粉に水や塩を加えてよくこねます。こうすることによって、たんぱく質のグルテンが形成されて粉と粉がくっつき、めんに粘り気が生まれるのです。しかし、この方法で作れるのはうどんまで。より細くて、さらにコシの強さが必要な中華めんにはなりません。

こねた小麦粉をコシのあるめんにするため、中国や台湾ではかつて、草や木の根の灰を溶かした水や、ミネラル豊富な井戸水で仕込んでいました。アルカリ性の物質を加えることにより、グルテンは一層粘るようになるからです。現代では、こうした成分を化学的に合成し、一般的な中華めんに必ず添加しています。こうした化学物質の総称がかんすい。炭酸カリウムや炭酸ナトリウム、炭酸水素ナトリウム(重曹)、リン酸類のカリウム塩やナトリウム塩のうち、1~2種類が使われています。

かつて、かんすいには強アルカリ性の苛性ソーダ(水酸化ナトリウム)が主成分として使われていたことがありました。このため、「かんすいは危険」というイメージが生まれ、大きな問題になったこともあります。しかし、1987年以降、法で決められた成分以外は使用できないようになっています。

小麦粉100gに添加されるかんすいは1g程度。その大部分はゆでる際に溶けてなくなり、さらに酸性のスープで中和されるので、食べる際にはほとんど残っていないとされています。化学物質ではなく、卵の殻や貝殻の粉などを使ってコシを強くしためんもあります。ただ、これらもかんすいと同様に、アルカリ剤としての効果を期待するという点から、「無かんすい」と表示することはできません。

着色料

欧米で一部禁止されているものが、日本では使われている!?

食品売場で目を引く、鮮やかな色合いの加工品。これらには、必ずといっていいほど着色料が使われています。なかでも、食の安全性に気をつかう人に嫌われているのが、人工的に製造される合成着色料です。黄色や赤色の加工食品を買う場合、食品表示を必ずチェックする、という人は少なくないのではないでしょうか。

とはいえ、使用することが国に認められているからこそ、多くの食品に添加されているわけです。安全性も十分検査されているはずだからと、まったく気にしないで買う人もたくさんいることでしょう。

しかし、実は日本で使われている着色料のなかには、海外では安全性が疑問視されたり、完全に禁止されたりしたものがいくつも含まれています。国際的に見れば少なくともグレーゾーンにあるものが、いつまでも許可されているのですから、合成着色料を嫌う人が多いのも当然なのかもしれません。

現在、日本で使用が認められている合成着色料は12種類。いかにも人工的な「赤色○号」「黄色○号」といった名前が付けられています。

これらは「タール色素」とも呼ばれます。かつてはコールタールから作られるナフタレンなどの化学物質をもとに合成されていたからです。ところが、使用が認可されてしばらくたってから、コールタールに発がん性があることが判明。その後、認可の取り消しが相次ぎ、タール色素の信用性は大きく低下しました。

いま認可されているものも、国際的に見れば、安全性は不明といわざるを得ません。「赤色2号」「赤色3号」はアメリカとヨーロッパの一部で禁止。「黄色4号」「黄色5号」「赤色40号」「赤色102号」については、子どもの注意欠陥・多動性障害（ADHD）と関連があるとして、イギリスではそのリスク表示をしないと使用できなくなっています。こうした合成着色料を使った食品をチェックするためにも、買い物の際に食品表示を必ず見る習慣を付けましょう。

クチナシ色素・パプリカ色素

天然由来の着色料なら安心、というわけではなかった…

かつては毒性のあるコールタールが原料だったという歴史。海外で安全性が懸念されているものを認可し続けているという疑問。「タール色素」とも呼ばれる「合成着色料」のイメージはまったく良くありません。

「赤色○号」を使った食品のすぐ隣に、クチナシ色素、パプリカ色素、紅麹(べにこうじ)色素など、天然由来の着色料を使用したものが並んでいたら、やはり、こちらを選ぶ消費者が多いのではないでしょうか。

合成着色料のなかには、海外では禁止されているものもあるのですから、こうした流れにはうなずけるものがあります。しかし、誤解してはいけません。化学的に合成した着色料は危険性が高く、天然由来のものなら安心できる、といったわけでは必ずしもないのです。

以前はよく使われていたが、その後、危険なことがわかって禁止された……こうした着色料は天然由来のものにも存在します。その名は「アカネ色素」。アカネ科セイヨウアカネという植物の根から抽出された着色料です。アカネ色素はハムやソーセージなどの肉加工品、かまぼこをはじめとする水産加工品、お菓子、清涼飲料水、めん類、ジャムといった幅広い食品に使われていました。

１９９７年の試験では、安全性に問題はないということでしたが、その判断は２００４年にくつがえされました。ラットを用いた実験で、アカネ色素は遺伝子に直接作用する力があり、発がん性の疑いがあるとされたのです。その結果、着色料としての認可は取り消されました。

いま使用されている天然由来の添加物のなかにも、安全性が完全に解明されていないものはあります。もちろん、化学的に合成されたものも同じ。神経質になり過ぎる必要はありませんが、食品添加物とはそういうものだと理解したうえで、何を買って食べればいいのかを判断すると良いのかもしれません。

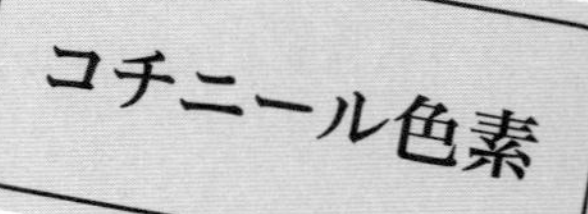

なんと、「虫」から作る着色料だって、知ってた？

合成着色料の代わりに、最近よく使われている天然由来の着色料が「コチニール色素」です。この色素は、中南米原産の「エンジムシ」という昆虫が原料。乾燥させたメスを水やエタノールに浸し、体内にある色素を抽出して作ります。

使用されていれば、食品表示欄に必ず記されているので、「虫から作るなんて……」と気味悪く思う人は避ければいいでしょう。ただし、食品添加物で重要なのは安全性。このコチニール色素については、毒性はかなり低いとされています。

しかし、まれにアレルギーを起こすので注意が必要です。ショック症状に陥るアナフィラキシーを起こした例もあるので、コチニール色素を含む食品を食べて、かゆみや発疹などがあった場合、次からは摂取しないようにしましょう。

◎主な参考文献

・『一冊でわかる食品表示』（垣田達哉／商業界）
・『体を壊す食品「ゼロ」表示の罠』（永田孝行／ＳＢクリエイティブ）
・『絶対に知っておきたい食品選びの鉄則』（永田裕子／日東書院）
・『誰も知らない「無添加」のカラクリ』（西島基弘／青春出版社）
・『知っていると安心できる成分表示の知識』（左巻健男・池田圭一編著／ＳＢクリエイティブ）
・『安全な食品の選び方がわかる本』（阿部絢子／ＰＨＰ研究所）
・『トコトンやさしい食品添加物の本』（仲村健弘／日刊工業新聞社）
・『ママのための食品添加物辞典』（石川みゆき／主婦の友社）

◎主な参考文書

・「機能性表示食品制度がはじまります」（消費者庁）
・「特別栽培農作物表示ガイドライン」（農林水産省）
・「栄養成分表示ハンドブック」（東京都）
・「アサリの輸入」（長崎税関）

◎主な参考ホームページ

・消費者庁／食品表示に関するＱ＆Ａ　ほか
・農林水産省／トランス脂肪酸に関する情報　ほか
・厚生労働省／アルミニウムに関する情報　ほか
・日本貿易振興機構／有機食品の表示制度
・全国公正取引協議会連合会／公正競争規約条文
・畜産試験場／交雑牛（Ｆ１）を用いた黒毛和種種雄牛の能力評価
・ＮＨＫテキスト／料理
・ｄｏｔ／〝偽オリーブオイル〟から身を守るには？　ほか
・朝日新聞／食
・ＮＩＫＫＥＩ　ＳＴＹＬＥ／黄身が濃い卵、殻が赤い卵、栄養価が高いは誤解／純米酒と米だけの酒、生酒と貯蔵酒、何が違う？

・四国新聞／讃岐うどん遍路
・荘内日報社／荘内海の幸山の幸
・魚食にっぽん／進化する「活〆」
・国立健康・栄養研究所／保健指導に関するＱ＆Ａ集
・日本食肉消費総合センター／食肉なんでも大図鑑
・島根県食肉事業協同組合連合会／お肉について
・日本食鳥協会
・日本養鶏協会
・松坂牛協議会
・全国食酢協会中央会・全国食酢公正取引協議会
・食品成分有効性評価及び健康影響評価プロジェクト解説集
・バナナ大学
・日卵協／タマゴＱ＆Ａ
・コープさっぽろ
・全国辛子めんたいこ食品公正取引協議会
・十割そば健康法普及協会／そば百科事典
・日本マーガリン工業会
・日本アイスクリーム協会
・日本ミネラルウォーター協会
・日本水道協会
・もやし生産者協会
・日本うま味調味料協会
・全国清涼飲料水工業会
・全国味醂協会／ｈｏｎｍｉｒｉｎ
・しょうゆ情報センター
・日本オーガニック推進協議会
・日本オーガニック＆ナチュラルフーズ協会
・農畜産業振興機構／砂糖
・肉牛肥育の会／牛肉の豆知識
・日本フィンランドむし歯予防研究会
・協会けんぽ 健康サポート／メタボに関する健康常識ウソ・ホント
・ＪＡ全農ひろしま／卵のＱ＆Ａ
・キッコーマン／製造方式によるしょうゆの分類
・日本チョコレート・ココア協会
・Ｊ-オイルミルズ
・石橋製油株式会社
・三井製糖
・ハナマルキ
・ミツカン
・カゴメ／野菜ジュースのホント
・信州ハム
・大冷／骨なし魚のＱ＆Ａ
・境田かき
・味の丸屋
・こだわりの三州三河みりん
・飯尾醸造
・大地宅配
・大山くろぼく農園
・日本初のオーガニックワイン専門店マヴィ・オンライン
・東洋経済オンライン／「６８０円激安ステーキ定食」の裏側
・ＪＣＡＳＴニュース／オリーブオイルの「エキストラバージン」は「偽物」ばかり
・ライブドアニュース／梅干しを美味しく保存できる期間
・コレゾ賞／中小の醤油メーカーの多くが自社では醤油を仕込んでいないって本当？
・ＦＯＯＣＯＭ・ＮＥＴ／専門家コラム

本書の情報及びデータは２０１６年11月現在のものです。

本文デザイン…青木佐和子　／　編集協力………田中浩之（編集工房リテラ）

青春新書
PLAYBOOKS
人生を自由自在に活動（プレイ）する

人生の活動源として

いま要求される新しい気運は、最も現実的な生々しい時代に吐息する大衆の活力と活動源である。

文明はすべてを合理化し、自主的精神はますます衰退に瀕し、自由は奪われようとしている今日、プレイブックスに課せられた役割と必要は広く新鮮な願いとなろう。

いわゆる知識人にもとめる書物は数多く窺うまでもない。

本刊行は、在来の観念類型を打破し、謂わば現代生活の機能に即する潤滑油として、逞しい生命を吹込もうとするものである。

われわれの現状は、埃りと騒音に紛れ、雑踏に苛まれ、あくせく追われる仕事に、日々の不安は健全な精神生活を妨げる圧迫感となり、まさに現実はストレス症状を呈している。

プレイブックスは、それらすべてのうっ積を吹きとばし、自由闊達な活動力を培養し、勇気と自信を生みだす最も楽しいシリーズたらんことを、われわれは鋭意貫かんとするものである。

―創始者のことば― 小澤和一

編者紹介

ホームライフ取材班

「暮らしをもっと楽しく！　もっと便利に！」をモットーに、日々取材を重ねているエキスパート集団。取材の対象は、料理、そうじ、片づけ、防犯など多岐にわたる。その取材力、情報網の広さには定評があり、インターネットではわからない、独自に集めたテクニックや話題を発信し続けている。

あの「売（う）れ筋食品（すじしょくひん）」には裏（うら）がある！

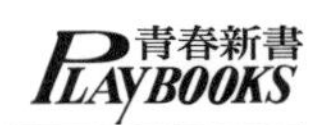

2017年1月5日　第1刷

編　者　ホームライフ取材班（しゅざいはん）

発行者　小澤源太郎

責任編集　株式会社プライム涌光

電話　編集部　03(3203)2850

発行所　東京都新宿区若松町12番1号 〒162-0056　株式会社青春出版社

電話　営業部　03(3207)1916　振替番号　00190-7-98602

印刷・図書印刷　製本・フォーネット社

ISBN978-4-413-21076-8